Handbuch
der heilenden Öle
Aromen
und Essenzen

Nevill und Susan Drury

Handbuch der heilenden Öle Aromen und Essenzen

Rezepturen, Anwendungen, Wirkungen

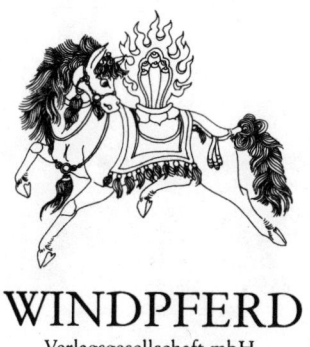

WINDPFERD

Verlagsgesellschaft mbH.

Die in diesem Buch erwähnten Behandlungsmethoden und Rezepte sollten nicht als Ersatz für die schulmedizinische Behandlung betrachtet werden. Es werden hier die Erkenntnisse verschiedener Naturheilkundler vorgestellt, aber wir können natürlich keine Garantie für die Wirksamkeit ihrer Mittel übernehmen. Allerdings sind wir der Meinung, daß ätherische Öle und die Blütenessenzen die ernsthafte Zuwendung der Wissenschaft und der Schulmedizin verdienen.

Titel der Originalausgabe *Healing Oils and Essences*
Erschienen bei *Harper & Row Publishers, Sydney*
© der Originalausgabe bei Nevill and Susan Drury Publishing Pty Limited 1987

Erste Auflage 1989
© Windpferd Verlagsgesellschaft mbH, Durach
Alle Rechte vorbehalten
Übersetzung: Michael Gagern
Illustrationen: Peter Ehrhardt
Umschlaggestaltung: Wolfgang Jünemann
Gesamtherstellung: Schneelöwe, Durach
ISBN 3-89385-047-3

Printed in Germany

Inhalt

Danksagung

Für die Informationen, die in dieses Buch eingeflossen sind, schulden wir unter anderem vor allem folgenden Personen und Organisationen Dank: Blackmores Communications (pflanzliche Öle und essentielle Fettsäuren); Muir & Neil Ltd. (essentielle Fettsäuren und Nachtkerzenöl); Thursday Plantation (Myrthenöl); Triad (Ätherische Öle und Weihrauch); Dr. Edward Bach Healing Society, Santa Fe Flower Connection, Inc., Ian und Kristin White, Roy Victor Love und Living (Blüten-Essenzen); sowie den Archiven der Zeitschrift Nature & Health.

Vorwort

Es ist immer sehr lohnend, sich auf den Wesenskern einer Sache zu konzentrieren. Und dieses Buch hat uns vor die spannende Aufgabe gestellt, Erfahrungen, die mit essentiellen ätherischen Pflanzenölen gemacht worden sind und Informationen über essentielle Fettsäuren in verschiedenen Speiseölen miteinander zu verbinden.

Vermutlich kommen wir unserer Absicht am nächsten, wenn wir das Ergebnis unserer Untersuchungen – ohne dem verstorbenen Nathan Pritikin zu nahe treten zu wollen – folgendermaßen zusammenfassen: es gibt gute und schlechte Öle, wie es auch gute und schlechte Fette gibt, und wir müssen lernen, sie zu erkennen und richtig zu nutzen.

Ohne Zweifel ist ein solches Buch gerade sehr aktuell. Das Interesse an Naturheilverfahren nimmt international deutlich zu – nicht zuletzt, weil ihr Schwerpunkt bei Selbsthilfe und Gesundheitsvorsorge liegt – und viele Naturheilverfahren arbeiten mit ätherischen Ölen. Pflanzenöle kommen bei der Massage zur Anwendung, ebenso bei der Aromatherapie, zu der auch die natürliche Haar-und Hautpflege gehören. Und natürlich gehört zu jedem Lehrgang über Diäten und Ernährung auch die Diskussion über Speiseöle, kurz: die heilenden Öle spielen in allen Heilkünsten, die auf die reichen Kräfte der Natur zurückgreifen, eine zentrale Rolle.

Pflanzen und Nahrungsmittel sind die ältesten Quellen, aus denen menschliche Heilkunst schöpft, und sie haben bis heute ihre Nützlichkeit nicht verloren. Immer mehr Menschen gehen zu Heilmitteln über, die nicht aus der chemischen Industrie stammen, und wir haben in den letzten Jahren erst wieder gelernt, wie wichtig die mehrfach ungesättigten Fettsäuren im Kampf gegen Herzleiden sind.

Wir werden uns außerdem immer mehr der Tatsache bewußt,

daß Streß und negative Emotionen in hohem Maße an der Entwicklung von Krankheiten beteiligt sind. Die Bach-Blüten- Heilmittel und andere Wildblüten-Essenzen betrachten Krankheiten aber gerade als eine Unausgewogenheit unserer Schwingungen und führen uns damit in die geistige und die spirituelle Dimension von Gesundheit ein, die ebenso wichtig ist wie der Bereich körperlicher Symptome.

An all dies hatten wir gedacht, während wir die vielen Informationen und Erfahrungen für dieses Buch zusammentrugen. Und in der Hoffnung, daß Sie viel Nutzen aus der Kraft der heilenden Öle und Essenzen ziehen werden, wünschen wir Ihnen eine gute Gesundheit.

Nevill und Susan Drury

Ätherische Öle

Seit Jahrtausenden werden aromatische Pflanzen sowohl für Heilzwecke als auch in religiösen Zeremonien verwendet. Die alten Ägypter opferten ihrem Gott Ra Myrrhe. Rosenblätter wurden in die Gräber der Pharaonen gestreut, um ihre Reise ins Jenseits mit einem angenehmen Duft zu begleiten. Bei Bestattungsriten durfte Koriander nicht fehlen. Die Hebräer benützten Ysop als Deodorant, um ihre Tempel zu reinigen, und sie brachten in ihren heiligen Handlungen sowohl Galbanum als auch Weihrauch als besondere Gaben dar. Die Griechen wiederum bevorzugten Anis als Heilmittel gegen Husten und schlechte Träume. Hippokrates schätzte besonders die Heilkraft des Knoblauchs bei Verdauungsstörungen, und arabische Ärzte verschrieben Kamille als Allheilmittel. Heilpflanzen begleiteten den Menschen also vom Anbeginn aller Zivilisation: hochgeschätzt und gepriesen der ätherischen Öle und des einzigartigen Wohlgeruchs wegen.

Heute setzt sich diese Tradition in der Kunst der Aromatherapie fort, d.h. in der Heilanwendung ätherischer Öle. Heilkundige glauben, daß jedes dieser Öle lebenswichtige Eigenschaften hat, weil es jeweils die »Seele der Pflanze« oder ihre »Lebenskraft« enthält. In dieser Auffassung steckt zweifellos ein Gutteil mystischer Schwärmerei, weil viele Blütenöle, die in der Aromatherapie Anwendung finden, exotischen Ursprungs sind, wie etwa Ylang-Ylang, oder romantische Assoziationen hervorrufen wie Lavendel, Rose und Sandelholz.

Dessen ungeachtet wird die Aromatherapie zunehmend als eine Art ergänzende Heilmethode anerkannt, und in jüngster Zeit haben einige sehr bemerkenswerte Pioniere auf dem Gebiet der ätherischen Öle unsere Kenntnisse in diesem Bereich beachtlich vermehrt.

Der Begriff »Aromatherapie« stammt von dem französischen Wissenschaftler René Maurice Gattefossé, der die wohltuenden

Wirkungen von Pflanzen-Essenzen eher zufällig entdeckte. Gattefossé verbrannte sich nämlich einmal bei einem Experiment in seinem Labor die Hand. Weil dort gerade eine Schale mit Lavendelöl stand, benützte er das Öl, um seine Schmerzen zu lindern. Zu seiner Überraschung heilte seine Wunde danach außerordentlich rasch. Gattefossé hat später die Vermutung ausgesprochen, daß derartige Essenzen als Wirksubstanzen in der Kosmetik nützlich sein könnten und auch für die Behandlung von Hautproblemen wie Dermatitis herangezogen werden könnten. Sie schienen auch antibakterielle Eigenschaften zu besitzen und konnten möglicherweise der Bekämpfung von ansteckenden Krankheiten dienen.

Ein Kollege von Gattefossé, M. Goddissart, richtete in Los Angeles eine Klinik für Aromatherapie ein und entwickelte eine Behandlungsmethode für Hautkrebs auf der Basis von Lavendelöl. Im Jahre 1938 gab er bekannt, daß er bei der Behandlung von Brand, Osteomalazie (Knochenerweichung), offenen Wunden und Geschwüren im Gesicht mit ätherischen Ölen hervorragende Ergebnisse erzielt hatte – in allen Fällen sehr rasche Heilung.

Dr. Jean Valnet, Autor des bemerkenswerten Buches *Aromatherapie* (siehe auch Literaturverzeichnis), hat während des zweiten Weltkrieges ähnliche Therapiemethoden für die Behandlung von Wunden und Verletzungen angewendet wie Godissart. In neuerer Zeit hat die französische Biochemikerin Marguerita Maury Pflanzenessenzen für »Verjüngungskuren« eingesetzt. Sie hatte entdeckt, daß Aromatherapie die Erneuerung der Hautzellen anregt und die Spannkraft des Muskelgewebes wiederherstellt, so daß die Haut gesund und verhältnismäßig glatt bleibt. Frau Maury war der Meinung, daß die Wirkung der Öle auf die Vorgänge im Körper weniger irgendwelchen chemischen Prozessen zu verdanken sei, als den vielen ungebundenen Elektronen in den aromatischen Essenzen. Für ihre aromatherapeutischen Präparate erhielt sie internationale Auszeichnungen. Die bahnbrechenden Arbeiten französischer Aromatherapeuten sind seit dem von modernen Praktikern wie Danièle Ryman, dem Gründer der Marguerite Maury Klinik in London, oder der englischen Therapeuthin Shirley Price, die in Burbage, Leicestershire eine Praxis führt, oder dem durch seine Bücher weltweit bekannten Robert Tisserand, der ätherische Öle in seiner Praxis seit mehr als zehn Jahren verwendet, weitergeführt worden.

Die Eigenschaften ätherischer Öle

Ätherische Öle sind flüchtige Substanzen, die schnell verdunsten und dabei ihren Duft verströmen. Sie wirken u.a. antibiotisch, keimtötend, entzündungshemmend und sind hilfreich bei der Bekämpfung von Viren. Die meisten Öle sind farblos, aber manche sind doch durchaus augenfällig. Zimt ist zum Beispiel rot, Kamille blau und Wermut grün. Die ätherischen Öle sind leichter als Wasser – Knoblauch ist unter den nachfolgend aufgeführten die Ausnahme – und sie sind in einer Vielzahl von Flüssigkeiten löslich, wie z.B. Apfelessig, Honig oder Ethylalkohol und in Pflanzenölen wie beispielsweise Sonnenblumenöl, Mandelöl und Avocadoöl, und sie lassen sich auch von Pflanzenfetten und Bienenwachs absorbieren.

Es ist leicht einzusehen, warum ätherische Öle relativ teuer sind, denn für ein Kilo ätherischen Öls benötigt man nicht selten 200 Kilogramm frischer Blüten. Trotzdem finden die ätherischen Öle sehr vielfältige Anwendungen in der kosmetischen Haut- und Schönheitspflege, bei der Massage und bei der Behandlung von Entzündungen der Atemwege, bei Verdauungsstörungen, Grippe, Verstopfung, Kopfschmerzen, Schnitt- und Schürfwunden und auch Muskelschmerzen.

Bei der Massage zum Beispiel entfaltet das ätherische Öl seine entspannende Wirkung nicht nur dadurch, daß es tief in die Haut eindringt, sondern auch durch sein Aroma. Auf diese Weise wird Streß sehr wirkungsvoll abgebaut. Darüber hinaus haben die Öle meistens sehr spezielle medizinische Eigenschaften, die sie für Therapiezwecke geeignet machen. Bei folgenden Indikationen bietet sich die Behandlung mit ätherischen Ölen besonders an:

Ansteckungsgefahr: Die Terpene, Phenole, Alkohole und Aldehyde, die in Myrte, Knoblauch, Thymian und Zitrone enthalten sind, wirken keimtötend.

Virenbefall: Kiefer, Thymian, Zimt und Zitrone schützen z.B. gegen Grippe-Viren.

Wunden und Abschürfungen: Lavendel, Myrte, Rosmarin, Salbei und Thymian wirken heilend.

Antriebsschwäche: Basilikum, Kiefer und Rosmarin regen die Adrenalinausschüttung an, Anis und Minze die Schleimbildung (Hypophyse). Ylang-Ylang, Jasmin, Zimt und Sandelholz stimulieren die sexuelle Aufmerksamkeit.

Stillende Mütter: Fenchel, Anis und Kümmel fördern und Minze und Salbei hemmen die Milchproduktion stillender Mütter.

Entzündungsgefahr: Kajeput, Kamille, Lavendel, Myrte, Rose und Sandelholz wirken entzündungshemmend.

Unruhe: Bergamotte, Geranium, Ylang-Ylang, Kamille, Lavendel, Rose, Wacholder, Ysop und Zypresse.

Ätherische Öle werden auf unterschiedliche Weise aus den Pflanzen herausgezogen:

Manuelles Auspressen: Diese Methode wird gewöhnlich bei den Zitrus-Früchten angewendet, wie z.B. Orangen, Zitronen, Bergamotten und Limonen. Die Schalen werden so lange gedrückt und gepreßt, bis die Öldrüsen, die das ätherische Öl enthalten, platzen. Der Orangenbaum ist dabei ein interessantes Beispiel für Pflanzen, die mehrere Öle liefern können: aus der Schale gewinnt man Orangenöl, Neroliöl aus den Blüten und Petitgrain aus den Blättern.

Enfleurage: Bei dieser Methode werden die Blüten auf einer Lage gereinigten Fetts ausgebreitet. Die Blüten werden bis zu 72 Stunden in dieser Weise belassen, damit ihr Aroma von dem Fett aufgenommen werden kann. Dann werden sie durch frische Blüten ersetzt und das Ganze solange wiederholt, bis das Fett mit den ätherischen Ölen 'gesättigt' ist. Diese Substanz, die man als Pomade bezeichnet, kann dann in Alkohol gelöst werden, d.h. nicht das Fett, sondern das ätherische Öl löst sich heraus. Diese alkoholische Lösung wird vorsichtig erhitzt, dabei verflüchtigt sich der Alkohol und das ätherische Öl bleibt zurück.

Mazeration: Diese ähnelt der Enfleurage. Es werden pflanzliche Öle oder Fette verwendet, um das ätherische Öl aus den Blüten herauszuziehen. Der Prozeß der immerwährenden Erneuerung der Blüten kann sich über Monate hinziehen. Pflanzenöle, die auf diese Weise mit ätherischen Ölen 'imprägniert' sind, eignen sich hervorragend für Massagen.

Destillieren: Es gibt mehrere Methoden der Destillation. Am häufigsten wendet man die Dampf- oder Vakuumdestillation an. Hierbei wird der Dampf durch die Blätter oder die Blüten geführt, wodurch das ätherische Öl zur Verdunstung kommt. Später wird der Dampf dann gekühlt und kann kondensieren. Weil destillierte Öle nicht wasserlöslich sind, können sie dann leicht abgeschöpft werden.

Lösungsmittel: In manchen Fällen können Lösungsmittel wie Alkohol oder Petroläther verwendet werden. Man nimmt Alkohol her, um Gummis oder Harze wie Galbanum und Myrrhe zu lösen, wogegen Petroläther bei frischen Blumen und Pflanzen genommen wird. In letzterem Falle bedeckt man die Blüten mit dem Lösungsmittel, um das ätherische Öl herauszuziehen, läßt dann das Lösungsmittel verdunsten und behält das ätherische Öl zurück.

Ätherische Öle reagieren auf Licht und Temperatur empfindlich. Im Idealfall bewahrt man sie in dunklen, luftdichten Glasbehältern bei etwa 18 Grad Celsius auf. Reine ätherische Öle halten sich dann 18-24 Monate und etwas weniger, wenn sie mit Speiseöl verbunden sind. In diesem Fall fängt das Öl nämlich an zu oxidieren und ranzig zu werden. Deshalb sollte man seinen Vorrat an Massageöl alle paar Monate erneuern.

Die besten Träger-Öle sind diejenigen, die keinen eigenen Geruch haben. Die englische Aromatherapeutin Shirley Price empfiehlt Avocado, Haselnuß und Weizenkeimöl als ideale Basis für die ätherischen Öle.

Die Anwendung der ätherischen Öle

Abgesehen von Massagen gibt es noch vier allgemein übliche Anwendungsformen für die ätherischen Öle:

Inhalieren: Nehmen Sie eine Pipette für die Nase oder geben Sie zehn Tropfen des gewünschten Öls auf ein Taschentuch und atmen Sie dadurch wiederholt ein. Das Taschentuch kann auch während der Nacht neben das Kopfkissen gelegt werden, zum Beispiel um das Atmen bei Erkältung zu erleichtern. Auch Dampfbäder tun gute Wirkung. Geben Sie etwa fünf bis zehn Tropfen Öl in 100 ml heißes Wasser. Atmen Sie diese Lösung tief ein, bis das Aroma sich verflüchtigt hat. Dabei breiten Sie ein Handtuch über Kopf und Gefäß, damit die Hitze und das Aroma sich stauen und in stärkerer Konzentration inhaliert werden können. Tun Sie dies dreimal täglich.

Inhalieren eignet sich hervorragend bei Kopfschmerzen, Halsschmerzen, Husten und verstopfter Nase.

Innerlich einnehmen: Eine der besten Methoden ist die Einnahme mit Honigwasser. Lösen Sie einen Teelöffel Honig in einem Glas warmen Wasser mit einem bis drei Tropfen ätherischem Öl, zwei- bis dreimal täglich. Oder: zwei Tropfen auf eine Kanne schwachen schwarzen Tee oder Kräutertee. Einnehmen eignet sich bei Husten und Erkältungen, Kopfschmerzen, Verdauungsstörungen und Verstopfung.

Im Bad: Zehn bis fünfzehn Tropfen des ätherischen Öls werden dem Bad beigemischt, in dem Sie wenigstens fünfzehn Minuten ausharren sollten. Manche Öle wirken entspannend wie z.B. Kamille, Lavendel, Rose oder Majoran. Andere stimulieren: Pfefferminze, Wacholder, Basilikum, Ysop und Rosmarin.

Baden ist sehr zu empfehlen bei Schlaflosigkeit, Verspanntheit, Muskelschmerzen, Kreislaufstörungen, Kopfschmerzen, Husten und Erkältungen.

Kompressen: Zehn Tropfen ätherisches Öl auf 100 ml Wasser nimmt man für eine Kompresse, die zwei bis vier Stunden auf der betroffenen Stelle bleiben sollte.

Kompressen sind besonders gut bei Quetschungen, Wunden und Verstauchungen, bei Schmerzen in der Brust und bei Hautproblemen.

Viele verschiedene ätherische Öle sind inzwischen am Markt erhältlich. Die Pflanzen und Blüten, aus denen sie herausgezogen worden sind, haben die unterschiedlichsten Eigenschaften. Im Folgenden sind die pflanzlichen Öle aufgeführt, die man am häufigsten und effektivsten für die alltäglichen Probleme oder zur Pflege einsetzt. Sie bringen uns dazu, zur Kenntnis zu nehmen, daß die Natur viele wunderbare Heilmittel zu unserer Verfügung stellt – so wie Maguerite Maury dies einmal ausdrückte, als sie sagte, daß die aromatischen Pflanzenextrakte die reinste Form von Lebensenergie sind, die uns für den Heilungsprozeß zur Verfügung stehen.

Ätherische Öle von A - Z

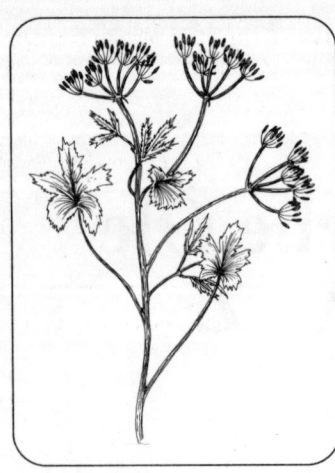

ANIS

(Pimpinella anisum)

Anissamen haben sich bereits in alten Zeiten großer Beliebtheit erfreut. Sie waren im alten Ägypten ebenso geschätzt wie in Griechenland und Rom. Die Steuern, welche die Römer von den verschiedenen Völkern ihres riesigen Reiches eintrieben, wurden häufig in Form von edlen Kräutern und Gewürzen entrichtet. Unter den Kräutern, die dabei am häufigsten erwähnt werden, befinden sich auch Anis und Minze. Die Griechen setzten Anis auch als Mittel gegen schlechte Träume ein. Der Mathematiker Pythagoras behauptete sogar, daß man nicht verschleppt werden könne, wenn man sich an einer Anispflanze festhielte – was er wohl symbolisch meinte.

Bei den Römern wurde Anis hauptsächlich als verdauungsförderndes Mittel benutzt, was man nach den gewaltigen Gelagen, die in jener Zeit gang und gäbe waren, auch dringend nötig hatte. Anis und andere Gewürze wurden in kleine Kuchen oder Kekse hineingebacken und nach dem Mahl gereicht, um die Verdauungsvorgänge zu beschleunigen. Sie könnten, wie manche meinen, durchaus die Vorläufer unserer gewürzten Hochzeitskuchen gewesen sein.

Anis ist eine einjährige Pflanze mit federartigen Blättern aus

18

dem Mittleren Osten. Sie gedeiht am besten an geschützten sonnigen Plätzen. Ihre schlanken Stiele sollten etwa 40 bis 50 cm hoch werden. Die ersten Blätter sind ganz rund, aber die nächsten Blätter haben die Form von Federn, ähnlich den Karottenblättern. Die Blütenköpfe sind flach und weiß und blühen im späten Sommer. Daraus entwickeln sich die kleinen, braunen, aromatischen Samen oder Früchte mit einem feinen Haar an der Spitze. Die Pflanze ist reif, wenn die Samenköpfe schwer und die Stiele gelb werden. Man kann sie dann schneiden und in der Sonne trocknen und die Samen durch einfaches reiben von den Kapseln befreien und dann aussieben.

Praktische Anwendung

Diese nach Lakritze schmeckenden Samen werden gerne zum Kochen verwendet, besonders für Kuchen und Teigwaren, fette Käse- oder Fleischgerichte und auch bei Gemüsen, die manchmal schwer verdaulich sind.

Das ätherische Öl, das man aus Anis gewinnt, enthält Estragol, Methylchavikol, Cholin, Terpene und Harze, wie auch besonders Anethol mit seiner beruhigenden Wirkung auf die Verdauung. Man sollte es sehr maßvoll benützen, in kleinen Dosen, denn es hat narkotisierende Eigenschaften, die den Blutkreislauf verlangsamen und Störungen sowohl des Kreislaufs als auch der Gehirnfunktionen verursachen könnten. Es ist ein hervorragendes Mittel gegen Blähungen, hilft bei jeder Art von Verdauungsstörung, Blähung oder Kolik bei Kindern und wird nicht zuletzt wegen dieser verdauungsfördernden Wirkung zur Anreicherung von Schnäpsen und Likören benützt.

Anisöl ist außerdem ein wohlduftendes und wirksam keimtötendes Mittel und wird auch für Mundwässer und Atemreiniger verwendet. Auch in Hustensäften wird es verwendet, um den Geschmack aufzubessern und hilft noch zusätzlich durch seine krampflösende Wirkung. Anisöl empfiehlt sich auch bei nervösen Brechreizen, bei Migräne, die mit Übelkeit verbunden ist, bei

Herzkrämpfen und spastischer Bronchitis. Stillenden Müttern hilft es bei der Milchbildung. Wenn es mit Sassafrasöl vermischt wird, kann Anisöl als Mittel zum Schutz vor Insekten benutzt werden. Eine Anisart aus China, Sternanis, enthält sehr viel Anethol und hat ansonsten eine ähnliche chemische Zusammensetzung wie das gewöhnliche Anis. Wenn Anis für die üblichen auf dem Markt erhältlichen pharmazeutischen Präparate benötigt wird, wird meistens Sternanisöl aus China verwendet. Wegen ihrer möglichen Nebenwirkungen sollte man diese Pflanze jedoch nicht auf eigene Faust für die Aromatherapie benutzen.

Anislikör bei Verdauungsstörungen
1 l Alkohol, 40 g Anissamen zerrieben, 1 g Zimt und 500 g Zucker sechs Wochen ziehen lassen, filtern und abfüllen. Nach dem Abendessen einnehmen.

Oder:
1 Tropfen Sternanis auf ein Zuckerstück zweimal am Tag nach den Mahlzeiten zu sich nehmen.

Stillende Mütter
2 Tropfen Anisöl dreimal täglich auf etwas Zucker einnehmen.

Husten, spastische Bronchitis
3 Tropfen auf etwas Zucker, dreimal täglich einnehmen.

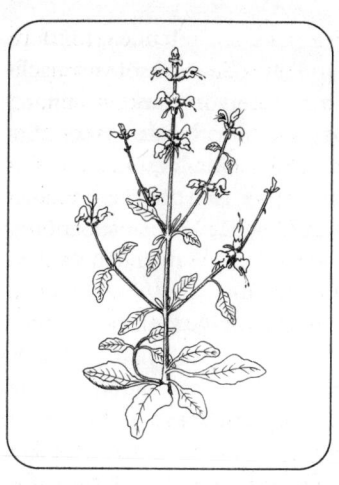

BASILIKUM

(Ocimum basilicum)

Es gibt über 150 Basilikumarten, von denen einige besonders aromatisch sind, und von daher erklärt sich der Gattungsname der Pflanze, denn »Ocimum« kommt von einem griechischen Wortstamm, der »duften« oder »riechen« bedeutet. Basilikum hat seinen Ursprung in Indien, wo es unter dem Namen Tulsi bekannt ist und Krishna und Vishnu geweiht ist. In den Veden wird es bereits als weit verbreitete und hochgeachtete Medizinpflanze beschrieben.

Auch im alten Äpypten sowie in Griechenland und Rom war Basilikum bekannt. Im 16. Jahrhundert kam es nach England, wo man es zum Garnieren verwendete oder, zu Pulver verarbeitet, schnupfte. Die alten Griechen verbanden die Pflanze mit der Vorstellung von Haß und glaubten, daß sie nur gut gedeihen könnte, wenn man bei der Aussaat Schmähungen ausstieß. Man hat Basilikum auch oft mit Gift und giftigen Tieren in Verbindung gebracht. In Indien galt es als Gegengift gegen Schlangenbisse und Skorpionstiche. Eine der vielen Legenden, die sich um das Basilikum ranken, behauptet, daß man mit ihrer Hilfe die Keuschheit eines Menschen prüfen könne. Wenn eine Person, die nicht jungfräulich ist, einen Schößling bei sich trägt, dann schrumpelt er sofort und stirbt.

In Italien und anderen Mittelmeerländern gilt Basilikum als Symbol der Liebe, und in manchen Gegenden des Libanon macht man einer Frau den Hof, indem man einen Topf mit Basilikum auf ihr Fenstersims stellt. Das wohlriechende Basilikum (Ocimum), die am häufigsten verwendete Art (besonders in der Küche und vor allem mit Tomaten) hat weiche, hellgrüne Blätter und kann bis zu 75 cm hoch werden. Es ist äußerst frostempfindlich und schrumpft und stirbt in kaltem Wetter. In heißem Klima kann es das ganze Jahr über gedeihen.

Die beste Zeit für die Ernte ist kurz bevor die kleinen, weißgeränderten Blumen in voller Blüte stehen. Die langen, blattreichen Stengel werden abgeschnitten und die Essenzen durch Dampf-Destillation gewonnen. Dabei kommt ein blaß-grün-gelbliches Öl mit einem sehr angenehmen Duft heraus – der ein bißchen an eine Mischung aus Pfefferminze und Thymian erinnert – und einen leicht bitteren Geschmack hat. Dieses Öl ist reich an Estragol, Linalol, Ocimen und Kampher.

Praktische Anwendung

Es ergibt einen ausgezeichneten aromatischen Trank, beruhigend für die Nerven, macht den Kopf frei, aktiviert das Denkvermögen, hilft, gezielt zu denken und beseitigt geistige Ermüdungserscheinungen. Eine ganze Reihe nervenbedingter Störungen können mit seiner Hilfe beseitigt werden: sorgenvolle Unruhe, Schlaflosigkeit, Migräne, Hysterie, Depressionen, allgemeine Antriebsschwäche und mangelnde Entschlußkraft.

Darüber hinaus wirkt Basilikum krampflösend, hilft bei Verdauungsstörungen und Dyspepsie, soweit sie von Magenkrämpfen herrühren, bei Asthma, Keuchhusten, epileptischen Anfällen, Muskelkrämpfen und Schluckauf.

Es ist keimtötend und schleimlösend und kann, ähnlich wie Eukalyptus, aber etwas weniger wirkungsvoll, bei Krankheiten der Atemwege eingesetzt werden, wie z.B. Bronchitis, Emphysem, chronischen Erkältungen und Katarrhen. Es kann helfen, Fieber zu senken, vor allem in Fällen, wo die Ursachen in geistigen Einstellungen oder durch Emotionen begründet sind.

Äußerlich angewendet eignet es sich gut als Insektenschutz, besonders gegen Mücken, lindert Schmerzen, die von Stichen, besonders Wespenstichen kommen. In Indien wird es auch manchmal herangenommen, um schlaffe oder verstopfte großporige Haut aufzufrischen.

Ängstlichkeit, Depressionen, Nervosität
3-5 Tropfen Basilikumöl mit etwas Zucker oder in einer alkoholischen Lösung dreimal täglich einnehmen.

Sirup gegen nervöse Verdauungsstörungen, Gastritis
1 g Basilikum-Essenz mit 1 g Majoran-Essenz und 50 g Zucker pur oder in einer Tasse Tee (am besten Verbena oder Lindenblüten) zu sich nehmen.

Äußerliche Anwendung bei Insektenstichen
Basilikumöl direkt auf den Stich auftragen oder vermischen mit 3% Mandelöl.

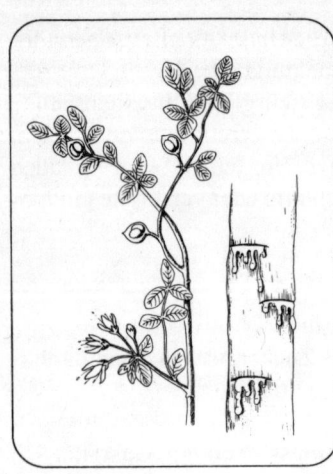

BENZOE

(Styrax benzoin)

Benzoe ist ein balsamisches Harz, das aus den Bäumen der Styrax-Familie gewonnen wird und unter dem Namen »Wundbalsam« bekannt ist. Es ist eines der klassischen Bestandteile von Räucherwerk und wurde früher verbrannt, um die bösen Geister zu vertreiben. Manche Leute verbrennen es auch heute noch in Sitzungen, in denen sie die Geister der Verstorbenen durch Anrufung beschwören. Die Chinesen haben das Benzoeöl jahrhundertelang importiert, weil sie seinen medizinischen Nutzen schätzten, und in Europa ist es spätestens seit dem 16. Jahrhundert bekannt, wurde dort aber nicht von sehr vielen Pflanzenkennern benutzt – möglicherweise deshalb, weil es nur sehr schwer erhältlich war.

Die Bäume wachsen in Java, Sumatra und Thailand. Benzoeharz wird nicht auf natürliche Weise produziert, sondern bildet sich erst, wenn ein tiefer Schnitt in den Baumstamm zu einem langsamen Herausfließen des Baumsaftes führt, der zu einer gräulichen Gummimasse mit dunkelroten Streifen härtet. Diese Streifen enthalten den konzentriertesten Anteil an Aromastoffen. Das Gummi wird zu Harz weiterverarbeitet und hat einen sehr angenehmen Duft, ähnlich wie Vanille, mit einer rötlichen Farbe und fettig-öliger Konsistenz. Wie alle Harze enthält es Benzoe-Säure, ein wichtiges Konservierungsmittel, das bei der Herstellung von Medikamenten, Plastik, Farben, Kosmetika und Insektenschutzmitteln weite Verwendung findet, wobei ein Baum von mindestens zwanzig Metern Höhe wenig mehr als 500 Gramm Harz zutage fördert.

Praktische Anwendung

Benzoeöl wirkt stimulierend und keimtötend. Gibt man einen Tropfen auf die Zunge, so ruft das zunächst ein heißes, brennendes Gefühl hervor, abgelöst von einem angenehmen Gefühl von Wärme, die durch den ganzen Körper strömt. Es ist wegen seiner bestens bekannten schleimlösenden Wirkung absolut unersätzlich bei allen möglichen Störungen der Atmungsorgane, bei Asthma, Grippe, Erkältung und Bronchitis. Wenn man es inhaliert, hilft es, Schleim auszuscheiden, reinigt die Lungen und erleichtert die Atmung.

Benzoe-Öl erleichtert auch das Wasserlassen und hilft daher bei Blasenkatarrh und anderen Entzündungen der Harnwege. Es kann benützt werden, um den Herzkreislauf anzuregen und wird auch bei Streß und emotionaler Erschöpfung empfohlen. Die französische Biochemikerin Marguerite Maury hat diese Wirkungsweise folgendermaßen zusammengefaßt: »Diese Essenz weckt Euphorie im Menschen; sie errichtet eine Art Polster zwischen uns und dem Tagesgeschehen«.

Benzoe ist gut bei Rheumatismus, Arthritis und Gicht sowie bei trockener, rissiger oder zu Rötung neigender Haut, besonders bei Dermatitis und Ekzemen, Hautentzündungen und starker Entwicklung dunkler Hautpigmente. Es ist ein hervorragendes Fixiermittel und wird deshalb gern in Duftkissen und Räucherwerk verwendet. Am besten verträgt es sich mit Rose und Sandelholz.

Erkältungen und Bronchitis

Ein paar Tropfen Benzoeöl auf 500 ml Wasser geben und inhalieren.

Trockene, rissige Hände, spröde Brustwarzen

Mit Glyzerin gemischt regelmäßig einreiben.

Muskel-Gelenkschmerzen

Ein Tropfen Benzoeharzöl auf zwei Teelöffel Mandelöl mischen und einreiben.

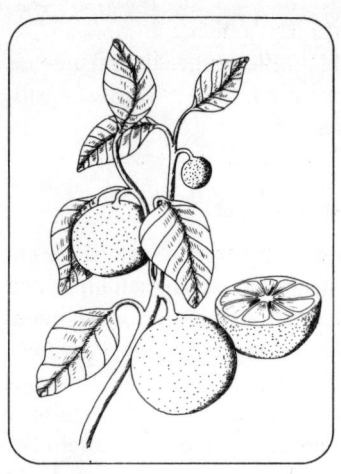

BERGA-MOTTE

(Citrus bergamia)

Das Bergamottöl wird aus der Schale der Zitrusfrucht gewonnen und sollte nicht mit der gleichnamigen Birnensorte verwechselt werden. Es gibt außerdem noch eine Pflanze, die im Englischen »bergamot« oder »wild bergamot« (oder bot. Monarda didyma) auch »Bienenbalsam« heißt. Sie wächst in Nordamerika, man macht Tee aus ihren Blättern, deren Duft dem des Bergamottöls ähnelt. Aber auch von ihr ist hier nicht die Rede.

Christoph Columbus hat die Bergamottfrucht nach Europa gebracht, nachdem er sie auf den Kanarischen Inseln entdeckt hatte, und ihren Namen hat sie angeblich von der Stadt Bergamo in der Lombardei, wo die Essenz zum ersten Mal verkauft wurde. Heute wächst sie in Italien, Sizilien, Südfrankreich, an der Elfenbeinküste in Afrika. Ihr Hauptanbaugebiet ist jedoch Süditalien.

Der kleine Baum, der einem Orangen- oder Zitronenbaum ähnelt, treibt wohlriechende Blüten und eine blaßgelbe Frucht, die wie eine birnenförmige Orange aussieht. Sie wird gepflückt, sobald sie reif ist, von Dezember bis Februar, und aus der äußeren Schale wird ein grün-gelbliches Öl mit einem würzigen Zitronengeschmack herausdestilliert. Hundert Kilogramm dieser Früchte ergeben 500 g Öl. Aus dem Fruchtfleisch wird Zitronensäure gewonnen. Das Öl enthält 35 - 45% Linalyl Acetate, Limonene und Linalol. Es wirkt keimtötend und krampflösend, heilt Magen- und Darmentzündungen, regt den Appetit an, lindert Verdauungstörungen und tut dem ganzen Körper gut.

Praktische Anwendung

Wegen seiner keimtötenden Eigenschaften eignet es sich sehr gut zur Behandlung aller Arten von Ansteckungskrankheiten, besonders Hautkrankheiten und Befall der Atemorgane und der Harnwege. Ekzeme, Akne und Wunden, die nur langsam heilen, Parasitenbefall wie z.B. Krätze, aber auch Mandelentzündungen, Bronchitis, Tuberkulose, Katarrh, Weißfluß oder Juckreiz an der Vagina.

Bergamottöl kann auch fiebersenkend wirken, vor allem bei Wechselfieber. Generationen von Italienern schwören darauf und Generationen von Italienern hat es geholfen und die italienischen Bauern schwören auf Bergamottöl als Wurmmittel. Es nimmt unangenehme Körpergerüche weg und reinigt den Atem, gibt Schlafkissen ein angenehmes Aroma und beruhigt, besonders bei Sorgen und Streß.

Das mag der Grund dafür sein, warum Earl Grey Tee so beliebt ist, denn diesem Tee wird Bergamottöl als Aroma beigegeben. Das Öl dient als Geschmacksadditiv in Konfekt, Gebäck und Medikamenten und wird wegen seines warmen, süßen Wohlgeruchs mit seinem leichten Zitrusduft von der Kosmetikindustrie gerne verwendet.

Bergamottöl ruft ungewöhnliche Hautreaktionen hervor. Vor allem erhöht es die Lichtempfindlichkeit. Deshalb hat man es mit Kokosöl gemischt und solchen Sonnenölen zugesetzt, die ein schnelles Bräunen fördern sollen. Es gibt allerdings keinen Schutz gegen die schädlichen ultravioletten Strahlen der Sonne und sollte deshalb vorsichtig eingesetzt werden. In tropischem Klima sollte es nicht benutzt werden, vor allem nicht von Menschen mit heller Haut und in konzentrierter Form überhaupt nicht, weil es unerwünschte Pigmentierungen hervorrufen kann.

Bergamottöl ist auch schon zur Behandlung von Krebs einge-
sezt worden, weil Patienten meinten, daß es die Symptome be-
kämpfen hilft.

Koliken, Blähungen, besonders im Dünndarm, Appetitlosigkeit
3 Tropfen Bergamottöl auf etwas Zucker dreimal täglich einnehmen.

Entspannter tiefer Schlaf
Rosenknospen mit Rosen- und Geraniumblättern gemischt und
mit wenigen Tropfen Bergamottöl, Geraniumöl, Rosenöl und
Neroli als Schlafkissen.

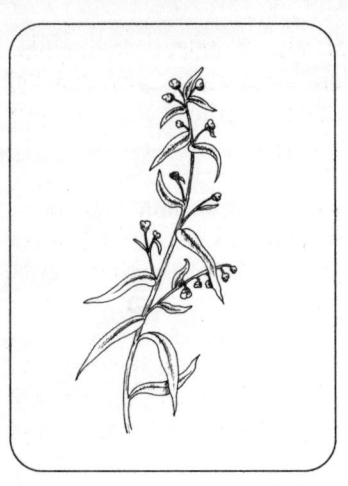

ESTRAGON

(Artemisia dracunculus)

Man kennt Estragon als ein kulinarisches Küchenkraut, vor allem aus der französischen Küche. Nach einer alten Überlieferung verdankt der Estragon seine Herkunft der Verbindung eines Leinsamens mit einer Rettichwurzel. Der französische Namen »estragon« steht für »kleiner Beschützer«, weil man es dazu benützte, die Bisse oder Stiche von Schlangen, tollwütigen Hunden und giftigen Insekten zu behandeln.

Beheimatet in Frankreich, wurde er im 16. Jahrhundert in England eingeführt und erfreute sich dort großer Beliebtheit als Salatpflanze im Reiche der Tudors. Die Dichterin Margaret Brownlow schrieb:

»... denn wenige widerstehen
der Verführung des Balsamzweiges
oder der Hoffnung,
durch die an gemessene Verwendung des Estragons
zum Inbegriff der Vollkommenheit zu werden.«

Der russische Estragon (Artemisia dracunculoides), der in Sibirien beheimatet ist, auch in Süd- und Westasien, ist eine sehr viel größere Pflanze, die bis zu eineinhalb Metern hoch wird und, weil sie etwas weniger intensiv duftet, auch in größeren Mengen gebraucht wird. Französischer Estragon hat lange, schmale, glänzende Blätter, die auf dünnen Zweigen wachsen und einen ineinander verwobenen Busch bilden. Die kleinen gelblichen Blütenknospen öffnen sich sehr selten zu voller Blüte. Im Winter stirbt die Pflanze bis zu den Wurzeln ab. Die Blätter sollen geerntet werden, bevor sie gelb werden, und man kann sie sowohl frisch als auch getrocknet zum Kochen verwenden. Das ätherische Öl wird durch Destillation der Pflanze gewonnen. Es enthält bis zu 60% Estragol, 15 – 20% Terpene und Phellandrene, Ocimene, Menthylchavicol und Herniarin.

Praktische Anwendung

Estragonöl regt im allgemeinen die Verdauung an, hilft, einen gesunden Appetit zu entwickeln, verhindert Verdauungsstörungen, Blähungen und Koliken und gibt guten Mundgeruch. Es ist keimtötend, krampflösend und wurmtreibend. Auf einem Stück Zucker eingenommen vertreibt es den Schluckauf. Wer salzlose Nahrung zu sich nimmt, sollte Estragon benützen, so sagt man, und auch krebshemmende Wirkung wird ihm nachgesagt – wenn auch ohne wissenschaftliche Beweise.

Frischer Estragon zeigt seine wohltuende Wirkung am besten in frischem Salat oder in Suppen, aber auch dem Wasser beigemischt (etwa 25 – 30 g/Liter) tut Estragon gut, wobei ein paar zusätzliche Tropfen des Öls nicht schaden.

Appetitlosigkeit, Rekonvaleszenz

4 Tropfen auf etwas braunem Zucker eine halbe Stunde vor dem Essen zu sich nehmen.

Würmer

5 Tropfen der Essenz dreimal am Tag zwischen den Mahlzeiten einnehmen.

Oder:

Ein Einlauf aus gekochtem Wasser, Olivenöl und dazu 10% Estragon-Essenz ist hilfreich.

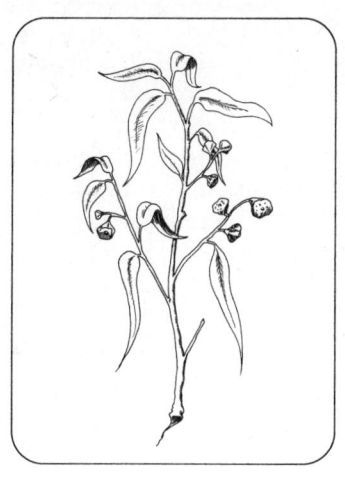

EUKALYPTUS

(Eucalyptus globulus)

Es gibt mehr als 300 verschiedene Arten des Eukalyptusbaumes. Noch vor hundert Jahren traf man ihn nur in Australien an, aber heute wächst er in fast allen subtropischen Klimazonen der Welt, besonders in Spanien, Äpypten, Indien, Süd-Afrika und Kalifornien. Seine Verbreitung verdankt er hauptsächlich den Arbeiten des deutschen Botanikers Ferdinand von Müller, der von 1857 bis 1873 Leiter des botanischen Gartens von Melbourne war.

Der Eukalyptus, der unter dem volkstümlichen Namen des »Gummibaums« bekannt ist, hat den Ureinwohnern Australiens schon Tausende von Jahren als Medizinbaum gedient. Als die ersten weißen Siedler seine Heilkräfte kennenlernten, wunderten sie sich sehr darüber und begannen ebenfalls, fast alles und jedes mit seiner Hilfe zu heilen, zumal ihnen zunächst ihre orthodoxeren Heilmittel fehlten. Die Folklore der frühen Siedler schwelgt in Heilungsgeschichten, die der Wirkkraft des Eukalyptusöls zu verdanken waren.

Den Namen hat die Pflanze von dem griechischen Wort eucalyptos, das »gut bedeckt« heißt und darauf hinweist, daß die Knospen lange mit einer tassenförmigen Haube zugedeckt sind, die erst von der wachsenden Blüte gesprengt wird. Anders als bei

den meisten europäischen Bäumen hängen die festen, grau-
grünen Blätter des Gummibaumes normalerweise nach unten, um
sich der Sonne möglichst wenig auszusetzen. Dadurch behält die
Pflanze ihren hohen Ölgehalt und die Feuchtigkeit.

Inzwischen gibt es etwa 50 verschiedene Arten des Gummibaumes, die wegen ihres Ölgehaltes angebaut werden. Diejenigen, die einen sehr hohen Eukalyptol-Gehalt haben, also zwischen 55 und 85%, werden zu medizinischen Zwecken gebraucht,
die anderen zu Duftstoffen verarbeitet.

Am besten bekannt und am häufigsten genutzt ist immer noch
der Blaugummibaum oder Eucalyptus globulus. Sein Öl ist hell
und rein und wird durch Dampfdestillierung gewonnen. Er enthält
80-85% Eukalyptol und im übrigen Phellandrene, Aromadendrene, Eudesmol, Pinen, Camphen, baldriansaure, buttersaure und
campronsaure Aldehyde, Ethyl- und Amylalkohole.

Praktische Anwendung

Eukalyptus hat sehr starke keimtötende Wirkung. Interessanterweise hat die Eukalyptusessenz eine größere antiseptische
Wirkung als reines Eukalyptol. Man führt dies auf die Wirkung
der kleinen Menge Ozon zurück, die durch die Oxidierung der
Phellandrene und Aromadendrene hinzukommt.

Eukalyptusöl wird äußerlich zur Wundbehandlung eingesetzt
bei Entzündungen, Schnitten, von Parasiten hervorgerufenen
Hautentzündungen, Verbrennungen und Insektenbissen und wird
auch zum Schutz gegen Insekten verwendet. Es eignet sich hervorragend zur Desinfizierung von Räumen. Man hat festgestellt,
daß man durch eine Beimischung von nur 2% Eukalyptusöl zu
einem Raumspray etwa 70% der schwebenden Staphylokokken
töten kann.

Innerlich wirkt es lindernd auf alle Ansteckungen, besonders
im Breich der Atmungsorgane und der Harnwege. Es wirkt besonders gut als Heraustreiber bei starken und widerspenstigen
Verschleimungen in Brust, Rachen und Nase und öffnet auf an-

genehme Weise die Atemwege. Eukalyptus wirkt auch kühlend und senkt die Körpertemperatur bei Fieber. Seine keimtötenden und harntreibenden Wirkungen empfehlen es für Störungen im Harn- und Genitalbereich wie z.B. bei Blasenkatarrh und Weißfluß, aber auch bei akutem Durchfall mit Schleim. Wunden, die schwer heilen, alle Arten von Sepsis oder Blutvergiftung reagieren normalerweise auf Eukalyptus. Bei Muskelschmerzen und rheumatischer Arthritis kann man es einreiben. Es wirkt schmerzlindernd.

Inhalieren bei Erkältungen, Bronchitis, Sinusitis

4 g Eukalyptusöl, 2 g Kiefernöl, 2 g Thymianöl und 1 g Lavendelöl mit 150 g 90%igem Alkohol mischen. Einen Eßlöffel davon in eine Schale kochendes Wasser geben und inhalieren – am besten mit einem Handtuch über dem Kopf, damit der Dampf und die Hitze besser in die Nasengänge steigen können. Das Ganze dreimal täglich eine Woche lang oder länger wiederholen, bis die Infektion überwunden ist.

Wirksamer Insektenschutz

30 g Eukalyptusöl, 30 g Zitrusöl und 10 g Thymianöl mit einem Liter 90%igen Alkohol mischen.

Rheumatische Schmerzen

Die betroffenen Körperteile mit warmem Olivenöl einreiben, dem 100 g Kampher und 60 g Eukalyptusöl beigemischt sind.

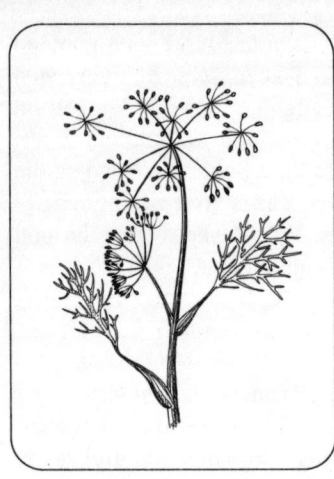

FENCHEL

(Foeniculum vulgare)

In China, Indien, Ägypten und Griechenland sind die Geschichten über die wunderbaren und magischen Eigenschaften des Fenchel ein fester Bestandteil der Folklore. Bei den Griechen hat Prometheus das Feuer der Sonne in einem hohlen Fenchelstiel verborgen auf die Erde gebracht. Der römische Naturforscher Plinius glaubte, daß Fenchel dem Auge die Gabe verleiht, die Schönheit der Natur in aller Klarheit zu sehen, und so entstand der Glaube an die Fähigkeit des Fenchels, die Sehkraft zu verbessern. Die griechischen Athleten haben vor den olympischen Wettkämpfen Fenchel gegessen, weil sie glaubten, daß dies ihre Muskeln stärkte, ohne daß sie fett würden. In England hängte man Fenchelbündel auf, um Hexen und böse Geister fernzuhalten, und zu demselben Zweck verstopfte man die Schlüssellöcher mit Fenchelsamen. Der englische Kräuterkenner Dr. Nicholas Culpeper empfiehlt schon im 17. Jahrhundert Fenchel als Heilmittel gegen Schlangenbisse und Giftpflanzen.

Fenchel ist im Mittelmeerraum zu Hause, aber heute wächst er in den gemäßigten Klimazonen überall auf der Welt. Es ist eine große, kräftige, wiederkehrende Pflanze mit zarten, hellgrünen federförmigen Blättern und Dolden von gelben Blumen, die Sa-

36

menkapseln in sich einschließen. Sowohl die Blätter als auch die Samen schmecken wie Anissamen. Das ätherische Öl wird durch Dampfdestillation aus den pulverisierten Samen gewonnen. Seine wichtigsten Inhaltstoffe sind: 50 – 60% Anethol, Fenchon, Estragol, Camphen und Phellandrene.

Praktische Anwendung

Fenchel fördert die Verdauung, regt den Appetit an, verhindert Koliken, Blähungen, Übelkeit, Verstopfung und sogar Schluckauf. Auch seine harntreibenden und nierenstärkenden Eigenschaften sind bekannt: er hilft gegen Fettleibigkeit und Harnverhaltung. Stillenden Müttern kann er helfen, mehr Milch zu bilden, und auch während der Wechseljahre schätzt man ihn. Man weiß, daß Anethol, der wichtigste Inhaltsstoff des Fenchel, die Vergiftungserscheinungen infolge von Alkoholgenuß mindert.

Fenchelöl hilft auch bei Bronchitis, denn es löst die Krampfzustände beim Keuchhusten und stärkt die Abwehrkräfte gegen Grippe und Erkältung. Wurmtreibend soll es ebenfalls wirken. Äußerlich angewendet kräftigt es vor allem die Gaumen und verbessert das Gehör sowie das Sehvermögen.

Stärkung der Abwehrkräfte gegen Erkältungen und Grippe. Reiner Atem.

Täglich einige Fenchelkerne kauen stärkt nicht nur die Abwehrkräfte des Körpers gegen Grippe und Erkältungen, sondern fördert auch die Verdauung und sorgt für reinen Atem.

Verdauungstörungen aller Art

2 Tropfen Fenchelöl auf etwas Zucker nach jeder Mahlzeit kommt allen möglichen Verdauungsstörungen zuvor.

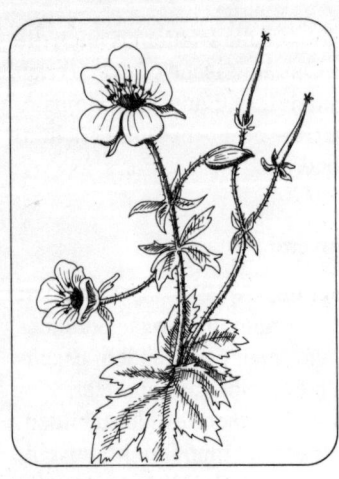

GERANIUM

(Pelargonium
odoratissimum)

Es gibt über 700 verschiedene Arten, die man wiederum in mehr als 20 Gattungen unterteilen kann. Eine davon, das Ruprechtskraut (Geranium robertianum), die im gemäßigten Eurasien häufig vorkommt, hat sehr viel Ähnlichkeit mit der Zitronenpelargonie. Die Geraniumpflanze ist in Afrika heimisch. Einer islamischen Überlieferung zufolge trat sie zum erstenmal in Erscheinung, als der Prophet Mohammed neben einem Busch betete, über den er sein Hemd zum Trocknen aufgehängt hatte. Als er sein Gebet beendet hatte und sich wieder dem Busch zuwandte, um sein Hemd an sich zu nehmen, da hatte er sich in eine Pelargonie verwandelt.

In den alten Kulturen wurde Geraniumöl sehr hoch geschätzt, vor allem zur Behandlung von Brüchen und zur Heilung von Krebs. Nach Europa kam es erst gegen Ende des 17. Jahrhunderts. Heute wird es hauptsächlich als Duftstoff verwendet. Die gewöhnlichen Gartenpflanzen, die als «Geranien» bekannt sind, entstanden erst im 18. Jahrhundert aus Kreuzungen verschiedener Pelargoniensorten. Die spezielle Sorte Pelargonium odoratissimum oder Zitronenpelargonie ist eine aromatische Pflanze mit kleinen rosafarbenen Blüten und gezackten, zugespitzten Blättern. Man findet sie wild wachsend auf Ödland und am Waldrand. Die Pflanze kann entweder in allen Teilen als Aufguß benützt werden, oder man stellt aus den grünen Teilen und besonders den Blättern durch Destillation ätherisches Öl her. Es ist ein süßlich duftendes Öl, farblos bis hellgrün und mit einem bitteren Geschmack. Seine wichtigsten Inhaltsstoffe sind Geraniol, Citronellol, Linalol, Terpineol und Alkohol.

Praktische Anwendung

Geraniumöl ist hervorragend für die Hautpflege geeignet. Es reinigt, erfrischt, strafft und hilft bei Hautenzündungen, auch Dermatitis, trockenen Ekzemen, Flechten, aber auch bei extrem öliger Haut und ebenso bei Wunden und Verbrennungen. Geraniumöl hilft bei Hämorrhoiden und schlechtem Blutkreislauf und eignet sich hervorragend als Badezusatz, weil es beruhigt und entspannt und sogar von neuralgischen Schmerzen befreien kann, weil es sanft beruhigende und schmerzstillende Wirkung hat.

Wegen seines Terpengehalts eignet es sich sehr gut als Insektenschutz. Es wirkt auf sanfte Weise keimtötend und kann bei Halsentzündungen und zur Desinfizierung von Wunden eingesetzt werden. Auch als leicht harntreibendes Mittel mag es dienen, bei Harnverhaltung oder anderen Störungen der Harnwege. Es wird auch bei Durchfall und Gastroenteritis empfohlen.

Geranium-Essenz regt die Nebennierenrinde an, die wiederum die für die Balance der Körperfunktionen wichtigen Hormone kontrolliert. Für hormonelle Ungleichgewichte wie besonders während der Wechseljahre kann es sehr hilfreich sein. Viele stillende Mütter schätzen Gernaniumöl, um Stauungen in der Brust zu behandeln.

Dr. Simone Vetrano, ein italienischer Wissenschaftler, hat in den Blättern von vielen Pelargonienarten und besonders in den Ziersträuchern eine Substanz entdeckt, die Stauungen des Bluts auflöst. Diese Entdeckung könnte sich als äußerst nützlich bei der Behandlung von venösen Blutstaus erweisen.

Schmerzhafte Brustentzündung

3 Tropfen Geraniumöl in eine kühlende Salbe gemischt auf die schmerzenden Stellen auftragen. Zusätzlich sollten die Brüste in einer Lösung aus frischem Wasser mit 2 g Geraniumöl je Liter regelmäßig gebadet werden.

Hautenzündungen

Mit reinem Wasser waschen, darin 2 % Geraniumöl, dann mit einer Mischung aus Olivenöl und 10% Geraniumessenz einreiben.

Muskel-und Gelenkschmerzen

2 - 3 Tropfen Geraniumöl auf zwei Teelöffel Sojaöl auf schmerzende Muskeln und Gelenke massieren.

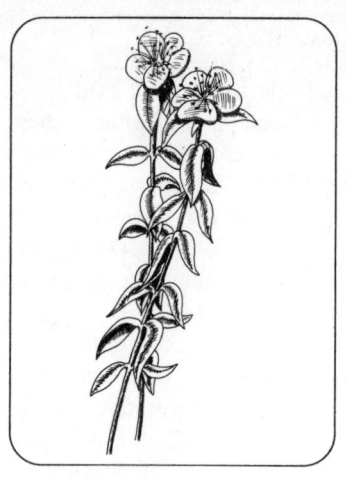

KAJEPUT

(Melaleuca
leucadendra)

Das Kajeputöl wird aus dem weißen Kajeputbaum gewonnen, der in Südostasien stark verbreitet ist und auch in Malaysia, auf den Molukken, den Philippinen, den Sundainseln und in Nord-Australien wächst. Der englische Name kommt von dem malaischen Wort »kayu-puti«, das »weißer Baum« bedeutet. Der Baum ist auch als »Weissbaum« oder als »Silberbaum« bekannt.

Wie die anderen Melaleuca-Arten, die auch häufig »Papierrinden« genannt werden, die aber eher im südlichen Australien wachsen, so hat auch die leucadendra eine in Schichten übereinanderliegende Rinde, die sich birkenähnlich in porösen Folien lösen läßt. Die Eingeborenen des nördlichen Queensland trinken einen Sud aus den jungen Blättern, der ihnen gegen Kopfschmerzen, Erkältung und andere Krankheiten hilft.

Die Blätter und die Blütenknospen strömen einen starken aromatischen Duft aus. Aus den Blättern und Knospen wird auch, durch Dampfdestillation, das Öl gewonnen. Seine wichtigsten Inhaltsstoffe sind: Cineol (60-75%), d-Pinen, Terpineol und Aldehyde.

Praktische Anwendung

Das Öl ist ein sehr wirkungsvolles bakterientötendes Mittel. Es gilt sogar als eines der stärksten keimtötenden Mittel pflanzlichen Ursprungs. Besonders hilfreich ist es bei Insektenstichen, Wunden, Verletzungen und Entzündungen. Kajeputöl kann bei Entzündungen der Lunge, des Darms und der Harnwege, bei Bronchitis, Asthma, Kehlkopfentzündung, Gastritis, Dysenterie und Blasenkatarrh benützt werden. Wegen seiner schmerzlindernden Eigenschaften eignet es sich bei Migräne, Grippe, schmerzhaften Monatsblutungen, Rheuma, Muskel- und Zahnschmerzen. Man benutzt es auch bei nervösem Erbrechen, bei Koliken von Kleinkindern, zur Wiederbelebung nach Ohnmachtsanfällen oder zur Beruhigung bei Ausbrüchen von Hysterie. Ein paar Tropfen auf der Haut um die Augen herum lösen allzu große Anspannung der Augen und helfen auch bei Sonnenstich. In Südostasien benützt man es auch, um Darmparasiten zu vertreiben.

Das Öl einer nahen Verwandten, der Melaleuca viridiflora, die vor allem in Neukaledonien vorkommt, wird als »Niaouli« oder »Gomenol« auf den Markt gebracht. Seine wichtigsten Inhaltsstoffe sind Eucalyptol (35-66%), Terpineol (15%), d-Pinen, l-Limonen, Citren, Terebinthen und baldriansaure, essigsaure und buttersaure Ester. Niaouli ist wie Kajeput in seiner Wirkung keimtötend, schmerzlindernd und wurmtreibend und wird auch in ähnlicher Weise verwendet. Es eignet sich besonders gut, um Ohrenentzündungen zu heilen und Nebenhöhlenentzündungen zu behandeln.

Wunden, Insektenstiche, Bisse, Entzündungen
Das Öl wird direkt aufgetragen oder mit Olivenöl verdünnt.

Rheumatische und andere Schmerzen
Drei Tropfen Kajeputöl und fünf Teelöffel Soyaöl ergeben ein sehr angenehmes und schmerzlinderndes Mittel zum Einreiben.

Erkältungen, Verstopfung der Atemwege

3 Tropfen Kajeputöl und Fünf Teelöffel Soyaöl werden 500 ml heißem Wasser zum Inhalieren beigemischt.

Innere Entzündungen

2 - 5 Tropfen auf braunem Zucker oder Honig drei- oder viermal täglich einnehmen.

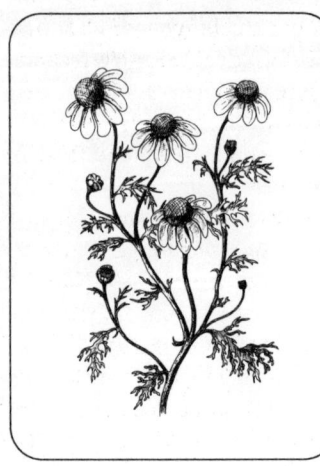

KAMILLE

(Matricaria chamomil-
la, deutsche, echte
Kamille und Athemis
nobilis, römische,
englische Kamille)

Die Kamille, von der es viele Arten gibt, ist seit vielen Jahrhunderten bekannt und beliebt, sowohl wegen ihrer medizinischen Eigenschaften als auch wegen ihres angenehmen Duftes, durch den sie als Garnierkraut Verbreitung fand. Im alten Ägypten galt Kamille als heilige Blume, die einerseits dem Sonnengott Ra zum Opfer gebracht wurde und andererseits die Leiden des gemeinen Volkes lindern half. Die arabischen Ärzte betrachteten die wilde Kamille zeitweise als Allheilmittel.

Auch bei manchen germanischen Stämmen gab es den Brauch, dem Sonnengott Balder Kamille darzubringen, und in Friesland hängte man Kamillenbüschel auf, um das Haus vor Blitz und Donner zu bewahren. Alle Kamillenarten gehören zur Familie der Margeriten und haben entsprechende charakteristische Blüten und einen starken Duft, fast wie ein Apfel. Diesem Duft verdankt die Kamille ihren griechischen Namen kamai melon, was ungefähr so viel wie »Bodenapfel« heißt.

Die römische Kamille ist eine federblättrige Kriechpflanze mit winzigen margaritenförmigen Blüten, bei denen die weißen Blütenblätter um ein gelbes Blütenzentrum herum stehen. In England schätzt man sie als winterfeste Rasenbedeckung – eine angenehm duftende Alternative zu Gras. Sogar der Buckingham Palast hat einen Zierrasen aus Kamille. In den Zeiten der Tudor-Herrschaft waren die Tribünensitze der Pferderennbahnen Terassen aus dichtwachsender Kamille, und viele romantische Dichter schrieben auf einem Kamille-Bett, berauscht vom süßen Apfelduft, ihre Sonetten an die Geliebte.

Die deutsche Kamille ist eine winterfeste, selbstsäende einjährige Pflanze, die 60-90 cm hoch wird und unzählige kleinere Blüten treibt. Diese Blüten werden normalerweise für den Kamillentee verwendet – ein beruhigendes und entspannendes Getränk, das besonders beliebt ist, um überreizte Kinder zu beruhigen. Beatrix Potter erzählt in ihrer Kindergeschichte, daß die Hasenmutter ihrem Sohn Peter zur Beruhigung Kamillentee gab, als er mit knapper Not dem Schießgewehr von Herrn McGregor entkommen war.

Kamille wird hauptsächlich wegen ihrer Blüten angebaut. Man pflückt sie am besten morgens, bevor die Sonne ihr das flüchtige Aroma herausgezogen hat. Das Öl wird mit Dampf-Destillation gewonnen. Seitdem man in den letzten Jahren entdeckt hat, daß Kamillenöl Azulen enthält, eine blaue kristalline Substanz mit hervorragend entzündungshemmenden Eigenschaften, ist das Interesse an Kamillenlöl neu erwacht. Es eignet sich besonders für die Behandlung von chronischer Gastritis, Dickdarm- und Blasenkatarrhen sowie einigen Formen von Asthma und wird in unzähligen Präparaten der Pharmaindustrie verwendet.

Während die deutsche Kamille nur etwa 0,25% Öl enthält, hat die römische ungefähr 1%. Dafür hat die deutsche Kamille mehr Azulen. Beide Arten enthalten ein bitter schmeckendes Öl mit einem leichten, erfrischenden Apfelgeruch. Die Farbe wechselt von hell-grünlichem Blau bis zu dunkelblau. Das römische Kamillenöl enthält Engelwurz und isobutyrische Äther, (ätherische Öle), Bitterstoffe, Kampfer, Anthemen, Sesquiterpene: Azulen und Artemol. Die deutsche Kamillenessenz enthält vor allem Äther der Octansäure Kohlenwasserstoff und Azulen.

Praktische Anwendung

Kamille hat einen sehr geringen Giftgehalt und ist deshalb für Kinder besonders gut geeignet. Kamille hilft bei allen möglichen Entzündungen, besonders bei Hautreizungen, Akne, Verbrennungen, Schürfwunden und Ausschlag. Sie ist auch für die Behandlung von Bindehautentzündung der Augen besonders geeignet, hilft zahnenden Kindern und bei Rheumatismus und neuralgischen Beschwerden. Ganz allgemein lindert Kamille Schmerzen und Beschwerden, aber auch ganz spezielle Schmerzen wie Kopf- und Ohrenschmerzen können mit Kamille erfolgreich behandelt werden. Darmentzündungen, Entzündungen der Harnwege wie Gastritis, Durchfall, Dickdarm- und Blasenkatarrh, Blasensteine, Leberschäden, aber auch Asthma und Bronchitis reagieren auf Kamille. In Deutschland kennt man sie auch als Mutterkraut, weil sie bei Frauenleiden sehr wirkungsvoll ist.

Die krampflösende, beruhigende Wirkung ist gut bekannt, und man kann sie vertrauensvoll hernehmen, um Streß, Kopfschmerzen, Ängstlichkeit, Schlaflosigkeit, Krämpfe und Nervosität zu behandeln. Das Öl wird in Shampoos auf pflanzlicher Basis verwendet und man sagt, daß es den Haaren einen helleren Ton gibt und Haarausfall verringert.

Rheumatismus, Schmerzen aller Art
Auf 5 Teelöffel Sojaöl 2 Tropfen Kamillenöl und 2 Tropfen Rosmarinöl geben und damit die schmerzenden Stellen einmassieren.

Hautprobleme
Einen Wattebausch in eine Lösung aus 100 ml Olivenöl, 10 g Kamillenessenz und 5-10 g Borneo-Kampfer eintauchen und entzündete Stellen abtupfen.

Migräne
Ein Zuckerstück lutschen, das mit 4 Tropfen Kamillenöl getränkt ist.

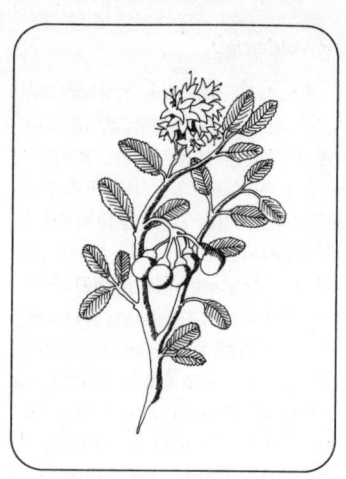

KAMPHER

(Cinnamomum
camphora)

Jahrtausendelang benützte man Kampher nur in asiatischen Ländern. Weder die Griechen noch die Römer kannten ihn, obwohl man Nachweise darüber gefunden hat, daß Kampher bei manchen arabischen Stämmen dazu gedient hat, die sexuelle Begierde zu besänftigen. Erst im späten siebzehnten Jahrhundert taucht er in der englischen Pflanzenkunde auf.

Kampher wird aus einem großen immergrünen Baum gewonnen, der in Japan, China und auf Formosa beheimatet ist, aber auch in anderen subtropischen Regionen erfolgreich eingeführt worden ist, z.B. in Indien, Australien und Kalifornien. Der Baum, der auch manchmal Kampherlorbeer genannt wird, wächst bis zu 30 Meter hoch und hat kleine, glänzende elliptische Blätter, winzige weiße Blüten und dunkelrote Beeren. Der Kampher mit seinem charakteristischen stechenden Geruch findet sich über den ganzen Baum verteilt, aber es dauert Jahre, bis er sich bildet. Erst wenn der Baum etwa fünfzig Jahre alt ist, kann man von wirtschaftlichen Mengen sprechen. Herausgezogen wird er aus den Ästen des Baumes, die kleingehackt und gekocht werden. Der Kampher schwimmt an die Wasseroberfläche und wird hart, wenn das Wasser abkühlt.

Praktische Anwendung

Das klare, scharf riechende Öl, das durch Dampfdestillation herausgezogen wird, ist ein Keton und giftig, wenn man es verschluckt. Auch wenn man es in großen Mengen inhaliert, kann es zu Krämpfen führen, besonders wenn eine Neigung zu Epilepsie vorliegt. Äußerlich angewendet hilft es bei der Behandlung von Quetschungen, Verstauchungen, rheumatischen und Muskelschmerzen sowie Kopfschmerzen. Kampher stimuliert die Herztätigkeit und kann zur Kräftigung des Kreislaufs und der Atmung beitragen, aber auch den Blutdruck verringern. In sehr kleinen Dosierungen kann es fiebersenkend wirken und auch bei heftigen Durchfällen und Erbrechen hilfreich sein. Bei Husten, Bronchitis und Störungen der Atemwege wird es manchmal inhaliert.

Am besten ist es wahrscheinlich als Insektenschutz bekannt. Kommoden und Schränke aus Kampherholz haben jahrhundertelang geholfen, Kleidungstücke vor der Zerstörungswut von Motten und anderen Insekten zu bewahren. In Südostasien hat man es auch hergenommen, um die Körper der Verstorbenen darin zu bewahren.

Ein weiteres Öl wird aus dem Holz eines Baumes gewonnen, der auf Borneo und Sumatra zu Hause ist und, anders als der besser bekannte japanische Kampher, ein Alkohol ist und kein Keton und daher weniger giftig. Die Heilwirkungen dieses Borneols sind seit Jahrtausenden bekannt - der persische König bewahrte es sogar bei seinen Schätzen im babylonischen Königspalast auf. Es wirkt ebenfalls stimulierend und anti-depressiv. Dieses Öl hat noch stärker keimtötende Wirkung als Kampher, wirkt allgemein aufbauend und hilft dem Körper bei der Bekämpfung von Krankheitserregern.

Japanischer Kampfer

Stimulans
Innerlich nur selten und in kleinsten Dosierungen verwenden.

Wundbehandlung
Äußerlich als Beimischung zu Salben gebrauchen.

Atemwegstörungen
Als Beimischung zum Inhalieren in geringer Menge verwenden.

Borneol
Gastritis, Durchfall, fiebrige Entzündungen, Herzschwäche
10 mg Borneol auf 100 ml 90%igen Alkohol mit etwas Zitronenöl geschmacklich verbessern. Hiervon können 25 Tropfen einem heißen etwas gesüßten Zitronengetränk beigemischt werden und zweimal täglich zwischen den Mahlzeiten eingenommen werden.

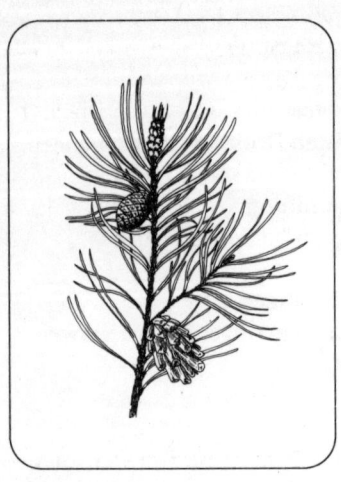

KIEFER

(Pinus sylvestris)

Der für die kalten bergigen Regionen Nordeuropas und besonders für Skandinavien und die UDSSR typische Nadelbaum. In England wird er manchmal fälschlicherweise als »Scotch fir« bezeichnet, weil er auf dem schottischen Hochland wild wächst und das Wappen vieler schottischer Clans ziert. Sein Gattungsname leitet sich aus dem lateinischen Wort für »Wald« her.

Nach der klassischen Mythologie hat sich Attis, der Gott der Fruchtbarkeit, aus Liebesqual unter einer Kiefer selbst kastriert, woraufhin sein Geist in den Baum überging. Der Kiefernzapfen wurde verehrt, weil er der Göttin der Liebe als heilig galt, Glücks- und Fruchtbarkeitssymbol und phallisches Prinzip ebenso war wie ein Fetisch gegen Hexerei. Zwillingskiefern sind Symbole der Treue und leidenschaftlicher Liebe. Zu den mythologischen Gestalten, die mit der Kiefer assoziiert werden, gehören Poseidon, Osiris, Bacchus und Pan.

Trotz seines rauhen nordeuropäischen Ursprungs ist dieser große und schmucke Baum in Parks und Gärten vieler anderer Regionen der Welt erfolgreich angesiedelt worden. Er hat eine rötliche Rinde, grau-grüne nadelförmige Blätter und spitz zulaufende Zapfen. Die männlichen Blüten sind orange-gelb und die weiblichen rosarot-grün. Das beste Öl wird aus den Nadeln des Baums durch Dampfdestillation gewonnen. Die besten Vorkommen sind Skandinavien und Rußland. Das Öl ist blaßgelb und hat einen angenehmen Balsamduft. Die wichtigsten Inhaltsstoffe sind: Pinen, Sylvestren, Phellandren und Candinen, aber auch Bornyl Acetat, Pumilone, Caren und Limonen. Das Herz der Kiefer enthält ein anderes Öl, nämlich das Terpentin.

Praktische Anwendung

Kiefernöl wird wegen seiner keimtötenden Eigenschaften sehr gerne in Seifen, Badeölen und Desinfektionsmitteln verwendet. In Arzneimitteln hilft es besonders bei Beschwerden in den Atemwegen – bei Erkältungen, Grippe, Bronchitis und Asthma z.B. – und macht die Nasengänge frei.

Es ist ebenfalls wohltuend bei Entzündungen der Harnwege oder der Vorsteherdrüse, bei Blasenkatarrh z.B., und kann als allgemeines Belebungsmittel genommen werden. Kiefernöl wird, besonders wenn es mit Zitrone oder Wacholder gemischt wird, sehr gerne bei Rheumatismus, Gallensteinen, Magenkrämpfen, Rachitis und sogar bei Impotenz genommen.

Atembeschwerden, Asthma, Grippe, Kolik, Blasenkatarrh
15 g Kiefernöl mit einer 90%igen Alkohollösung vermischt. Einen Teelöffel davon in 100 ml kochendes Wasser geben und den Dampf einige Minuten lang einatmen, am besten mit einem Tuch über dem Kopf. Zusätzlich eine Mischung aus Olivenöl und 5% Kiefernnadelöl auf die Brust einreiben oder sechs Tropfen Kiefernnadelöl auf ein Stück Zucker nach den Mahlzeiten nehmen.

Rheumatische Beschwerden
Kiefernöl in Alkohol auf die betroffenen Stellen aufbringen.
Oder:

1000 ml süßes Mandelöl, 250 g weißes Wachs, 750 g destilliertes Wasser und 20 g ätherisches Kiefernöl mischen und einmassieren.

Oder:

Jeweils zwei Tropfen Kiefernnadelöl, Wacholder- und Zitronenöl
auf zwei Löffel Soyaöl und damit die betroffenen Stellen einreiben.

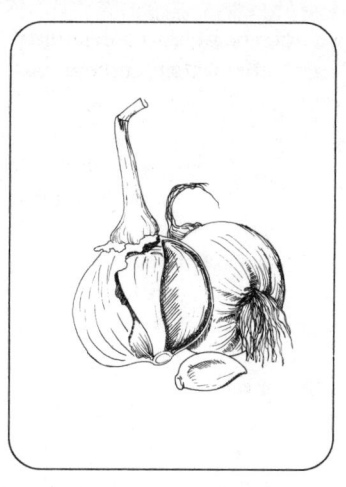

KNOBLAUCH

(Allium sativum)

Knoblauch ist eine bemerkenswerte Pflanze mit einer ungewöhnlichen Geschichte. Herodot berichtet, daß den Pyramidenbauern jeden Tag eine Knoblauchzehe zur Stärkung zugeteilt wurde. Im Grab Tutenchamuns wurden Bündel von Knoblauch gut erhalten gefunden, und im klassischen Alterum erwähnen die Dichter Homer, Vergil und Horaz den Knoblauch öfter als eine Art Allheilmittel. Der griechische Arzt Hippokrates verordnete Knoblauch gegen Verdauungsstörungen. Im alten China galt er als bewährtes Mittel für Hautprobleme und Kreislaufstörungen, für die man die als »heiß und trocken« bezeichnete Behandlungsmethode brauchte. Knoblauch ist eine wiederkehrende Pflanze und wächst auf trockenem Boden bis zu 90 cm hoch. Seine schlanken grünen Blätter sind ungefähr 30 cm lang, und in der Mitte steht ein Stengel, der eine kleine, bläulich-weiße Blüte trägt. Aber was hier vor allem interessiert, ist die Knolle, weil dieser Teil der Pflanze von medizinischem Nutzen ist.

Die reife Knolle enthält in sich mehrere Nebenzwiebeln und Zehen, die alle in papierartigen Hüllen stecken. Knoblauchzehen enthalten Vitamin A, B1 und C, Minerale wie Kupfer, Mangan, Eisen, Kalzium und Schwefel und eine besondere Aminosäure:

Allin. Diese verwandelt sich, wenn der Knoblauch zerkleinert wird, in Allizin, das einen ganz charakteristischen Duft und Geschmack hat.

Praktische Anwendung

Diese Allizin-Komponete ist es, die den Knoblauch zu einem wunderbaren natürlichen Helfer gegen ansteckende Krankheiten macht. Die Sulphide im Allizin können auch den Cholesterin-Spiegel des Blutes verringern, da sie einen ausgesprochenen anti-Gerinnungseffekt haben.

Wenn man den Knoblauchgeruch vermeiden will, kann man geruchloses Knoblauchöl in Kapseln einnehmen, aber nicht alle geruchlosen Knoblauchkapseln enthalten einen aktiven Allizin-anteil, so daß man sich darüber genauer informieren sollte. »Arizona Natural Odourless Garlic« enthält z.B. dieses Allizin, wie man einem nach der Boeringer-Mannheim Methode durchgeführten unabhängigen Labortest entnehmen kann.

Heuschnupfen, Nebenhöhlenentzündung, Hautverletzungen und Pickel, Entzündungen im Hals, im Darm und in der Vagina, Wurmtreibend

Für innere Anwendung sind Kapseln zu empfehlen (am besten auf Rezept), damit der nötige Allizin-Gehalt auch eingehalten werden kann.

Rheumatische Schmerzen und Schwäche des Rückgrats
Ebenfalls innerlich anwenden wie oben.

Ein selbstgemachtes Knoblauchmittel zur äußerlichen Anwendung
100 g zerstampfter Knoblauch wird mit 200 g Olivenöl und 10 g Kampher gemischt, das Ganze über zwei Wochen quellen lassen und dann durchseihen.

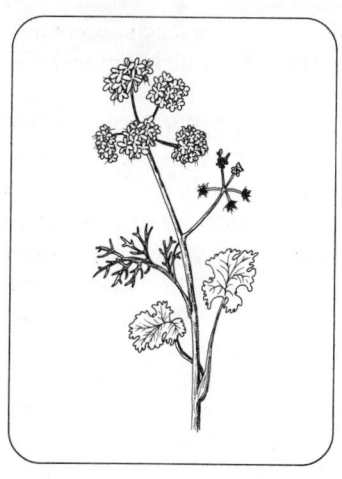

KORIANDER

(Coriandrum sativum)

Koriander ist seit Tausenden von Jahren überall auf der Welt durch die unterschiedlichsten Kulturen in Gebrauch genommen worden. Das Alte Testament erwähnt ihn als eine der Kräuter des Pasah-Festes, vom dem gesagt wird, daß seine Samen wie Honigwaffeln schmecken (Ex. 16:31). Er soll auch in den »Hängenden Gärten« Babylons gewachsen sein. Die Äpypter benutzten ihn als Begräbnisbeigabe und machten außerdem einen Wein daraus, von dem es heißt, daß er Glück und einen ruhigen Schlaf beschere. Sie exportierten ihn nach Italien, wo die Römer ihn als Konservierungsmittel für Fleisch schätzten, und auf diesem Weg kam er nach England. Die Griechen mischten ihn in Liebestränke, weil sie an seine liebesfördernde Kraft glaubten, während die Chinesen glaubten, der Koriandersamen berge das Geheimnis der Unsterblichkeit in sich.

Zauberer verbrannten Koriandersamen, um böse Geister zu vertreiben und Halluzinationen zu erzeugen. Die narkotische Wirkung wird von der modernen Wissenschaft bestätigt – sofern der Koriander in großen Mengen verzehrt wird. Vielleicht wird wegen dieser narkotischen Wirkung aus dem Samen immer noch Gin gemacht und auch die bei Kindern so beliebten süßen »Regenbogenkugeln« (eine in Australien sehr beliebte Süßigkeit).

Die Pflanze selbst ist mittelgroß, einjährig, mit hellgrünen federförmigen Blättern und Dolden aus rosa-weißen Blüten. Diese Blüten bringen dann die kleinen, blassen, hellbraunen Früchte hervor, die fälschlicherweise als Samen bezeichnet werden. Oft wird er »chinesische Petersilie« genannt, obwohl der Geschmack frischer und schärfer ist als der Petersiliengeschmack.

Ursprünglich wurde Koriander in Südeuropa und Asien angebaut, aber heute findet er sich in allen gemäßigten Klimazonen der Welt und ist besonders in Indien fester Bestandteil der Küche.

Die Frucht sollte geerntet werden, indem die Blütenköpfe abgeschnitten werden, kurz bevor die Samen herausfallen. Die Samen werden dann herausgelöst und zerkleinert, und das Öl wird durch Dampfdestillation gewonnen. Dieses Öl enthält bis 80% Koriandrol (ein Isomer des Borneols), Cineol, Geraniol, Pinen, Terpinen.

Praktische Anwendung

Seine medizinischen Eigenschaften sind denen des Anissamenöls und des Kümmelöls ähnlich. Koriander wirkt krampflösend und windtreibend. Das ist wohl der Grund dafür, daß er so gerne in Saucen verwendet wird, vor allem in Curries und schwerverdaulichen Gemüsen wie Kohl. Er regt den Appetit an und fördert ganz allgemein die Verdauung, beugt Blähungen vor und verhindert Koliken, Magenkrämpfe und Kopfschmerzen, die auf schlechte Verdauung zurückzuführen sind. Patienten mit einer Neigung zu nervöser Appetitlosigkeit wird er manchmal verordnet. Er soll auch rheumatische Schmerzen lindern.

Es ist nicht uninteressant, in wie vielen Apéritiven und Likören Koriander zu den wesentlichen Zutaten gehört: in Gin, Brandy, Ambrosia, Melissa cordial, Senna Sirup und dem Baskischen Likör Izzana, um nur einige zu nennen.

Appetitanregend

1 Tropfen Korianderöl auf etwas Zucker eine halbe Stunde vor dem Essen zu sich nehmen.

Man kann auch jeweils 10 ml Korianderöl, Zitronen-und Kümmelöl zu 20 ml Kamillenöl mischen und davon 2 Tropfen vor dem Essen einnehmen.

Bessere Verdauung

2 Tropfen Korianderöl nach jeder Mahlzeit zu sich nehmen.

Rheumatische Beschwerden

Olivenöl mit 10% Korianderöl mischen und einreiben.

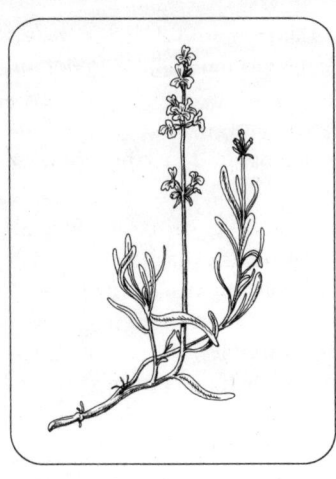

LAVENDEL

(Lavendula officinalis,
Lavendula dentata)

Das Wort »Lavendel« hat seinen Ursprung in dem Lateinischen »lavo« »ich wasche«, und tatsächlich ist Lavendel jahrhundertelang in Seifen und Badewassern verwendet worden. Sein angenehmer Duft hat ein beliebtes Parfum hervorgebracht, das man quasi mit englischen Ladies geradezu identifiziert. Und obwohl Lavendel ein typisches Geschenk zwischen Liebespaaren ist, glaubte man auch, daß man die Keuschheit eines Mädchens schützen kann, wenn man ihr Lavendelwasser auf die Haare sprenkelt, und daß ein blühender Lavendelstrauch im Garten ein sicheres Zeichen dafür sei, daß die Tochter niemals heiraten werde, getreu dem alten Spruch: »Lavendel gedeiht nur in den Gärten alter Mädchen«.

Es gibt eine ganze Reihe von Lavendel-Arten, von denen die bekanntesten der Englische Lavendel (Lavendula officinalis oder Lavendula spica) und der Französische Lavendel (Lavendula dentata) sind, wobei letzterer ein etwas weniger starkes Parfum ergibt, aber wegen seiner dichter stehenden und hübscheren Blütenköpfe von den Gärtnern bevorzugt wird. Die Blätter sind in beiden Fällen schlank und silbergrün, die Blüten fast immer lila, manchmal weiß.

Der Lavendel ist im Mittelmeerraum heimisch, aber inzwischen kennt man ihn in vielen anderen Regionen der Welt. In England scheint er erst um 1568 eingeführt worden zu sein, aber es könnte auch wesentlich früher gewesen sein – nämlich als die Römer in England siedelten –, denn die Römer schätzten diese Pflanze ebenso wie die Griechen sehr.

Lavendelblüten sollten gepflückt werden, bevor die letzten Blüten auf dem Stock sich geöffnet haben, weil man dann den höchsten Ölgehalt erzielt. Die Ernte sollte am Morgen eines trockenen Tages sein, noch bevor die Sonne die flüchtige Essenz aus den Blüten ziehen kann. Mit Dampfdestillation wird das Öl dann herausgezogen. Die wichtigsten Inhaltsstoffe sind Lynalyl- und Geranyl-Äther, Geraniol, Linalol, Cineol, d-Borneol, l-Pinen, Caryophyllene, Butyrat und Valerianat und Kumarin.

Die genaue Menge dieser verschiedenen Substanzen ändert sich mit der Lavendelart und dem Klima, in dem sie gedeiht. Im Durchschnitt ergeben 200 kg Blüten 750 – 1000 g Essenz.

Praktische Anwendung

Lavendel beruhigt – man kann das schon merken, wenn man die Blüten pflückt und ihren Duft einatmet. Das Öl beruhigt Nerven, löst Spannungen auf und wirkt ähnlich belebend wie Riechsalz. Jahrhundertelang hat man es dazu benützt, Ohnmachts- und Schwächegefühle, Kopfschmerzen, nervöse Zuckungen und Schlaflosigkeit zu behandeln. Lavendel wirkt krampflösend und kann bei Asthmaanfällen, Übelkeit und Bronchitis lindernd wirken und Verdauungsstörungen, die in irgendeinem Zusammenhang mit nervösen oder emotionalen Störungen stehen, mildern. Manche Pflanzenkenner empfehlen sanfte Lavendelölmassagen zur Beruhigung von rheumatischen und arthritischen Schmerzen.

Migräne, Kopfschmerzen

3 Tropfen der Essenz auf etwas braunem Zucker nach jeder Mahlzeit zusätzlich. Kühlende Kompressen auf Stirn und Nacken aus einer 80%igen Alkohollösung (1000 ml) gemischt mit 199 g Borneol, 40 ml Lavendelöl und 20 ml Essenz des breitblättrigen Lavendels.

Akne und Hautprobleme

Die Haut mit Lavendelwasser waschen, wobei der Anteil des Lavendelöls 2% ausmachen sollte. Dann eincremen mit einer Salbe aus 1000 g süßem Mandelöl, 250 g weißem Wachs, 750 g destilliertem Wasser und 20 g Lavendelöl.

Insektenstiche und einzelne Hautentzündungen

Lavendelöl direkt auftragen.

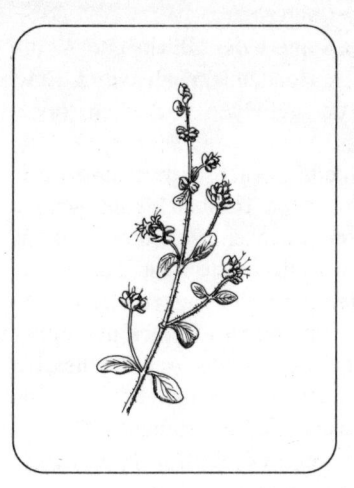

MAJORAN

(Origanum majorana)

Dieses uns allen vertraute Küchenkraut, das ursprünglich in Persien, dem gesamten Mittelmeerraum, in Deutschland, Ungarn und Jugoslawien beheimatet war, den Ägyptern wohlbekannt, bei den Griechen und Römern beliebt und von letzteren nach England mitgebracht, ist auch eine der heiligen Pflanzen Indiens, geweiht den Göttern Shiva und Vishnu. Der Gattungsname setzt sich möglicherweise aus zwei griechischen Wörtern zusammen und bedeutet dann soviel wie »Bergeslust«. Majoran ist immer schon als Heilpflanze wie als Bestandteil von Toilletenwässern verwendet worden. Es wurde zum Garnieren von Speisen benutzt, um dem Haus einen angenehmen Duft zu geben, und in den Schränken mit Weißwäsche verbreitete es seine beliebte Frische.

In Griechenland wird der süße Majoran manchmal amarakos genannt, und zwar nach einem griechischen Mythos, in dem ein junger Mann namens Amarakos, Diener im Hause des zypriotischen Königs Cynyrus, eines Tages ein Gefäß mit Parfum fallen ließ und so besorgt über die Reaktion des Königs war, daß er in Ohnmacht fiel. Mitleidig nahmen sich die Götter seiner an und verwandelten ihn in eine Majoran-Pflanze, um ihn vor dem Zorn des Königs zu schützen.

Den Griechen galt Majoran als Symbol des Glücks und Wohlbefindens, und sie schmückten ihre Hochzeitskränze damit. Eine Majoran-Pflanze auf dem Grab des geliebten Menschen sorgte für Frieden und Zufriedenheit des Toten.

Majoran ist eine buschige, niedrig wachsende Pflanze mit kleinen sanften, graugrünen Blättern und Trauben kleiner weißer Blüten, die an den Stengelspitzen wachsen. Geerntet wird im Sommer, kurz bevor die Pflanze in voller Blüte steht. Das ätherische Öl wird durch Dampfdestillation aus der ganzen Pflanze gewonnen. Es ist farblos, hat einen bitteren Geschmack und einen starken, durchdringenden Geruch. Seine wichtigsten Inhaltsstoffe sind: Kampfer und Borneol (sie machen zusammen 85% des Ölanteils aus) und verschiedene Terpene, z.B. Terpineol, Sabinen, Pinen und Origanol. Interessanterweise erhöht sich der Ölgehalt der Pflanze, wenn in der Nähe Brennessel wachsen.

Praktische Anwendung

Majoran wirkt krampflösend, lindert Verdauungsschwierigkeiten, die von Magenkrämpfen und dergleichen herrühren. Es beruhigt das Nervensystem und hilft bei Schlaflosigkeit, Angstzuständen, hohem Blutdruck und manchen Formen von Migräne. Es ist in seiner Wirkung ganz allgemein gefäßerweiternd. Bei Kopfgrippe, Katarrh und den dadurch verursachten Kopfschmerzen kann es inhaliert werden oder als Öl auf Schläfen und Nebenhöhlen aufgetragen werden. Manchmal hilft Majoranöl bei Weißfluß oder auch bei schmerzhaft verlaufenden Monatsblutungen. Als Beigabe zum Badewasser wärmt und entspannt es, lindert Muskelschmerzen und ist angenehm bei Übermüdung und Streß. Als Massageöl bei rheumatischen Schmerzen, Zerrungen und Muskelkrämpfen ist es hervorragend geeignet, heilt Quetschungen und erleichtert die Schmerzen bei Krampfadern.

Man sagt, daß Majoran helfen kann, übertriebene sexuelle Bedürfnisse und besessenes Masturbieren zu beschwichtigen. Ein Geistlicher, der ein Waisenhaus leitete, soll diese Eigenschaft des

Majoranöls entdeckt haben. Es kann aber auch als hervorragende, wenn auch etwas teure, Möbelpolitur verwendet werden und manchmal wird es auch zum Nachdunkeln der Haare oder zur Verschönerung dunkler Haare benutzt.

Hoher Blutdruck
5 Tropfen Majoranöl auf etwas Zucker zwischen den Mahlzeiten einnehmen.

Schlaflosigkeit und Angstzustände
3 Tropfen mit etwas Honig etwa 1/2 Stunde vor dem Schlafengehen zu sich nehmen.

Migräne, Kopfschmerzen
Stirn, Schläfen und Nacken mit einer 80%igen Alkohollösung einreiben, der auf 1 Liter 100 g Borneol und 60 g Majoranöl beigemischt sind.

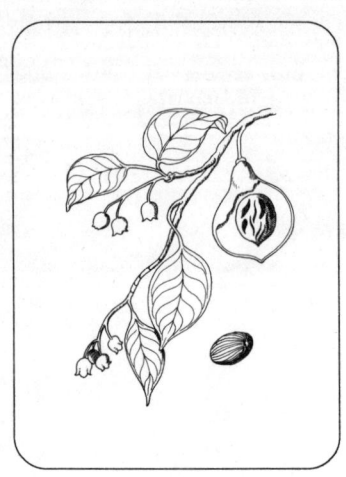

MUSKATNUSS

(Myristica fragrans)

Sowohl die den Samen der Muskatfrucht umgebende Netzhaut (als Macis, engl. Mace bekannt) als auch der Samen (die Nuß) selbst sind seit Jahrtausenden wohlbekannt und vielgenutzt. In den ägyptischen Mumien hat man Spuren von Muskatnuß gefunden, und der römische Gelehrte Plinius hat im ersten nachchristlichen Jahrhundert beschrieben, daß dieser umgewöhnliche Baum einen wohlriechenden Samen hat, der zwei Arten von Düften ausströmt. Die Araber importierten bereits im sechsten Jahrhundert große Mengen sowohl des Macis als auch des Samens und brachten sie später auch nach Europa. Im sechzehnten Jahrhundert war Macis eines der teuersten und beliebtesten orientalischen Gewürze in England.

Der Baum wächst auf heißen, feuchten tropischen Inseln, und es heißt, daß manche Vögel, die in Muskatwäldern nisten, von den aromatischen Ausdünstungen vergiftet werden. Seine Heimat ist Indonesien, aber er wächst auch auf den Inseln Mittelamerikas und auf Sri Lanka.

Der Baum wächst langsam, wird bis zu acht Meter hoch und trägt erst nach sieben Jahren Früchte. Es gibt männnliche und weibliche Bäume, und ein männlicher Baum kann etwa zwanzig weibliche Bäume befruchten. Wenn die große, fleischige Frucht reif ist, öffnet sie sich und bringt einen braun schimmernden Kern zum Vorschein, der etwa drei Zentimeter lang und zwei Zentimeter breit ist und in einem hellroten Netz liegt. Dieses Netz, das unter dem Namen Macis bekannt ist, wird vorsichtig vom Kern gelöst, und beides wird dann getrocknet, bevor es ganz oder in pulverisierter Form verkauft wird.

Das Muskatnußöl wird durch Dampfdestillation aus der Nuß gewonnen. Es hat einen unverkennbaren Geruch, einen scharfen und herben Geschmack und besteht zu 80% aus Pinen und Camphen, zu 8% aus Terpenalkohol (Linalol, Borneol, Terpineol und Geraniol) und zu 4% aus Myristicin, das noch andere Substanzen enthält wie Safrol und Eugenol. Die laugenhaften Myristicine im Muskatnußöl können gefährliche narkotisierende Wirkungen haben, so daß man nicht viel davon verwenden darf.

Ein gebundenes Öl, das unter dem Namen Muskatbutter bekannt ist, wird durch Heißpressung des Samens gewonnen. Es enthält die gesättigten Öle Myristicin, Butyrin, Palmitin, Olein und Stearin. Auch aus dem Macis kann eine aromatische Essenz gewonnen werden. Sie wird in manchen alkoholischen Getränken gerne verwendet, z.B. in Glühwein.

Praktische Anwendung

Sowohl Macis als auch die Nuß werden in Würzessenzen, Riechtöpfen und Parfums verwendet. Muskatnußöl ist ein windtreibendes Mittel, das bei Koliken, Blähungen, Übelkeit, Durchfall und anderen Verdauungsstörungen genommen wird. Besonders geeignet ist es für die Verdauung von fettem Lammbraten und stärkereichen Nahrungsmitteln. Es wird auch benützt, um einen frischen Atem zu erzeugen. Äußerlich angewendet kann es rheumatische und arthritische Schmerzen lindern, ebenfalls Zahnschmerzen.

Verdauungsstörungen

2 Tropfen des Öls in etwas Honig nach dem Essen einnehmen.
Oder:
Als Gewürzbeigabe im Essen verwenden.

Rheuma, Gliederschmerzen

Die betroffenen Stellen werden mit Muskatbutter eingerieben.

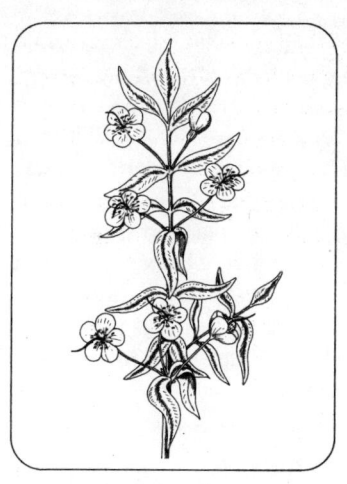

MYRTE

(Melaleuca alternifolia)

Im Jahre 1925 meldete Arthur Penfold, ein bei der Regierung von New South Wales angestellter Wissenschaftler, eine wichtige Entdeckung. Nach dreijährigen intensiven Labortests hatte er eine Melaleuca-Art gefunden, deren antiseptische Eigenschaften dreizehnmal stärker wirkten als Karbolsäure – was damals als die stärkste Waffe gegen Bakterien galt. Er stellte auch fest, daß sich die nötige Konzentration der medizinisch verwendbaren Stoffe nur in Bäumen aus dem Tal der Bungawalbyn Sümpfe bei Coraki fand, im Norden von New South Wales (Südost-Australien). Penfolds Entdeckungen lösten eine Reihe weiterer medizinischer Untersuchungen aus, und im Nu waren etwa dreißig Destillierapparate rund um das Tal aufgebaut. Noch heute kommt das beste Myrtenöl aus dieser Gegend, einem relativ kleinen Areal von 200 Quadratkilometern. Die Ureinwohner von Bundjalung kennen die Heilwirkungen dieser Melaleuca, und sie sind in der Tat sehr vielseitig. Von der Nebenhöhlenverstopfung über Pickel, Geschwüre im Mund, Flechte, Herpes, Insektenstiche, Verbrennungen und Entzündungen bis zu Sonnenbrand und Mundfäule.

Die Methode, um das Öl zu gewinnen, ist ziemlich einfach. Die Blätter werden mit einem Buschmesser so abgeschnitten, daß der Baum selbst nicht verletzt wird. So können manche Bäume schon seit fast 60 Jahren abgeerntet werden. Dann werden die Blätter in einem großen Bottich über einem langsam brennenden Feuer aus Holzscheiten mit Dampf gekocht, wobei das Öl aus den Drüsen der Blätter verdunstet. Dampf und Öldunst werden dann durch eine Rohrschlange in kaltes Wasser geleitet, welches schon mit samt dem nunmehr flüssigen Öl in einen Destillierapparat kommt, wo das Öl an die Wasseroberfläche schwimmt und dort abgeschöpft und dann gefiltert werden kann. Eine Tonne Myrtenblätter erbringt auf diese Weise 10 Liter Öl.

Praktische Anwendung

Früher haben die Leute, die in den Sümpfen von Bungawalbyn die Blätter geschnitten haben, das Öl benützt, um Blutegel abzuwehren und Hautreizungen an den Händen und den Füßen zu behandeln. Später entdeckten die Zahnärzte, daß es eine hervorragende Mundspülung ergibt, und eigentlich ist es nur durch die Entdeckung des Penizillin und den Aufschwung der Antibiotika in Vergessenheit geraten. Aber seit 1976 hat sich eine Gesellschaft mit dem Namen Thursday Plantation daran gemacht, Myrtenbäume zu selektieren und zu züchten und die Gegend um Bungawalbyn Creek für die kommerzielle Nutzung und Entwicklung von dieser Myrtenart neu zu nutzen. Nachdem das Öl neuerdings in den Vereinigten Staaten für kosmetische Zwecke zugelassen ist, sind die Exportchancen erheblich gestiegen. Das Öl wird in Seifen, Shampoos, keimtötenden Cremes, und sogar in Mitteln gegen den Juckreiz bei Haustieren verwendet.

Schnittwunden, Infektionen, Verbrennungen, Pickel, Flechten, Stiche

Das Öl zwei- bis dreimal täglich auf die betroffenen Stellen auftragen, bis die Beschwerden vorüber sind.

Nebenhöhlenbeschwerden

Das Öl wird auf die Nebenhöhlenregion aufgetragen oder mit einem Inhaliergerät oder in einem Dampfbad inhaliert.

Halsentzündung

5 Tropfen in ein zu einem Viertel gefülltes Glas mit Fruchtsaft, gurgeln und dann langsam hinunterschlucken. Zwei- bis dreimal in 12 Stunden wiederholen.

Sonnenbrand

5 Tropfen Öl auf 25 ml Wasser und auf die betroffenen Stellen aufbringen.

Pilzbefall an den Geschlechtsteilen

5 ml auf 500 ml Wasser, kräftig schütteln und auftragen.
Oder:
5-10 ml in ein Sitzbad geben und betroffene Teile kräftig spülen.

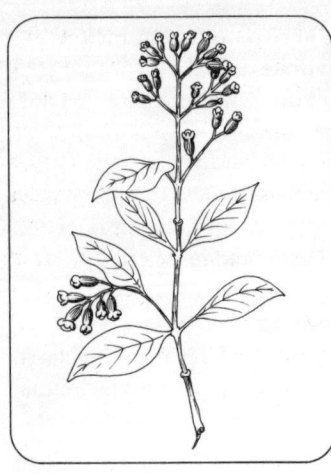

NELKE

(Eugenia caryophyllata; Eugenia aromatica)

Eines der ältesten chinesischen Zeugnisse von Gewürzen handelt davon, daß man zur Reinigung seines Atems eine Nelke kauen sollte, bevor man zu einer Audienz vor dem Kaiser erscheint. Auch die Griechen und die Römer kannten die Gewürznelke. Sie importierten sie über die arabischen Handelsrouten aus den Ländern Asiens und benützten sie vornehmlich als Heilmittel. Das englische Wort »clove« leitet sich von dem lateinischen »clavus« her, das »Nagel« heißt, und deutet damit auf das nagelförmige Aussehen der Nelke.

Als Vasco da Gama im 15. Jahrhundert die Ostindischen Inseln, das heutige Indonesien, besuchte, entdeckte er auf den Molukken Nelkenbäume. Seither sind sie auch auf anderen tropischen Inseln angepflanzt worden, vor allem auf Sansibar, das heute am besten für seine Nelkenproduktion bekannt ist. Immerhin werden dort 7/8 der Welt-Nelkenproduktion angebaut, von den jährlich weltweit etwa 1000 Tonnen Nelken.

Die Bäume sind immergrün mit hellgrauen Blättern und leuchtend roten Blüten. Die Knospen dieser Blüten werden geerntet, sobald sie hellrot sind. Danach werden sie auf Grasmatten in der Sonne getrocknet, bis sie rötlich-braun werden. Von diesen

Knospen, die »Gewürznelken« genannt werden, wird durch Dampfdestillation ein flüchtiges Öl gewonnen. Seine wichtigsten Inhaltstoffe sind: Eugenol (70-85%) Aceteugenol, Methylalkohol, Methylsalicilat, Furfurol, Pinen, Vanillin, Cariophyllene. Ein Baum ergibt ungefähr 7-10 kg Knospen jährlich, und die daraus gewonnene Essenz macht ungefähr 20% des Gewichtes der Nelken aus.

Gewürznelken sind verbreitete Küchengewürze, aber auch in Parfums und Riechtöpfchen sehr häufig verwendet. Darüber hinaus haben sie große Bedeutung als Heilpflanzen. Wenn sie auch heute etwas weniger häufig verwendet werden – früher galten sie als Allheilmittel.

Praktische Anwendung

Nelkenöl ist ein sehr wirkungsvolles keimtötendes Mittel, und zwar nicht nur bei Grippe und Erkältungen, sondern auch bei spezifischeren ansteckenden Krankheiten wie Masern und Diphterie. Wunden, die sich entzündet haben, Entzündungen und Parasiten in der Haut können damit behandelt werden. Seine keimtötende Wirkung ist so hervorragend, daß sogar die Objektträger in der Mikroskopie damit gesäubert werden.

Zu Beginn dieses Jahrhunderts hat man Nelkenöl häufig dazu benützt, Operationssäle zu desinfizieren oder die Hände von Chirurgen und Krankenschwestern.

Ein interessanter Nebeneffekt der Zerstörung vieler Nelkenbäume durch die holländischen Kolonialherren, die dazu diente, durch Knappheit einen hohen Preis zu erzielen, war der Ausbruch verschiedener ansteckender Krankheiten in den betroffenen Gebieten. Man hatte bis dahin nämlich immer Orangen mit Nelken gespickt, um sich damit gegen ansteckende Krankheiten zu schützen.

Nelkenöl wirkt windtreibend und krampflösend, ist ganz allgemein eine Verdauungshilfe, gut gegen Blähungen, Durchfall und Magen- und Darmkrämpfe. Es kann auch wurmtreibend wirken.

Äußerlich angewendet hilft es bei Zahnschmerzen und kann bei der Mundwäsche helfen, weil es einen angenehmen Atem macht. Besonders wirksam ist es als Insektenschutz.

Nelkenöl ist eines der Bestandteile der Augensalbe Koheul, die in manchen arabischen Ländern verwendet wird, in Rußland ist es zur Nachbehandlung von Hornhautflecken eingesetzt worden. In Westdeutschland ist ein allgemeines Anästhetikum auf der Basis von Gewürznelken verbessert worden. Man möchte damit die Geburtsschmerzen verringern, und es wird auch in manchen Fällen von Rheumatismus empfohlen.

Reinigung von Wunden

Destilliertes Wasser mit einem Anteil von 2% Nelkenöl ist eine einfache und wirksame Lösung zur Säuberung von Wunden.

Zahnschmerzen

Das Öl direkt auf die schmerzende Stelle tupfen.

Vorbeugende Anwendung

Orangen mit Nelken gespickt vertreiben auf angenehme Weise Insekten und halten die Luft frei von vielen Bakterien.

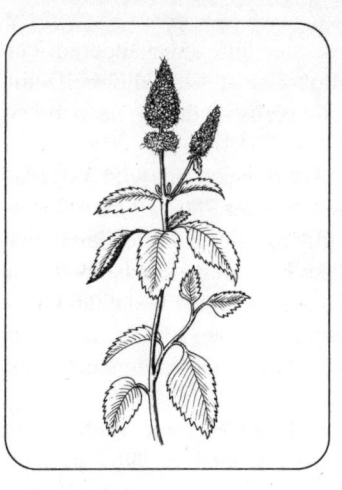

PFEFFER-
MINZE

(Mentha piperita)

Die Pfefferminze ist eine von mehreren verschiedenen Minzearten, von denen man annimmt, daß sie Hybriden aus Wasserminze und grüner Minze sind. Der Gattungsname ist dem lateinischen Wort »menta« entlehnt, dessen Ursprung ebenso wie der des griechischen »minthe« ungeklärt ist. Wegen seiner Lautverwandschaft zu dem Lat. »Mens« das »Kopf« und »Verstand« heißt, und wegen seiner stimulierenden Wirkung auf das Denkvermögen, wird hier manchmal ein Zusammenhang konstruiert.

Man nimmt an, daß die Minze von den nordafrikanischen Arabern nach Europa gebracht wurde, aber sie war bereits vorher eine wichtige Heil-und Würzpflanze, sowohl bei den Römern und den Griechen als auch bereits bei den Ägyptern. Die Griechen benutzten sie in ihren Bädern und bearbeiteten damit ihre Eßtische vor den Mahlzeiten, weil nach den Worten eines griechischen Geschichtsschreibers »Der Geruch der Minze die Gedanken und die Geschmacksnerven aufwühlt zum begehrlichen Wunsch nach Fleisch«.

In der Bibel wird erwähnt, daß die Pharisäer Tribut erhielten, der aus Minze, Anis und Kümmel bestand. Nachdem die Pflanze in England von den Römern eingeführt worden war, tauchte sie zunehmend in der englischen Literatur auf, unter anderem bei Chaucer und Shakespeare. Die Minz-Sauce, die traditionell zum gerösteten Lamm dazugehört, wird bereits im dritten nachchristlichen Jahrhundert erwähnt.

Die unterschiedlichen Minze-Arten wachsen wild oder in Gärten fast überall in der Welt. Die Form der Pfefferminz-Pflanze ist sehr typisch für die Minzen: glatte, spitz zulaufende Blätter mit einem Hauch von Purpur, an der Unterseite fein behaart. Sie wird bis zu 60 cm hoch, hat einen ausgeprägten und charakteristischen Duft und Büschel von purpurfarbenen Blüten, die selten Samen tragen, so daß die Pflanze sich selber ausbreitet, indem sie Ableger bildet.

Minze sollte kurz vor der vollen Blüte geerntet werden. Die Essenz wird durch Dampfdestillation sowohl der Blätter als auch der Blütenköpfe gewonnen. Die genaue Zusammensetzung des Öls variiert mit den verschiedenen Standorten der Pflanze, aber im allgemeinen ist das Öl von Pflanzen aus kalten Klimazonen stärker als das aus warmen. Die wichtigsten Inhaltsstoffe sind: Menthol (30 bis 70%), Terpene (Menthen, Phellandren, Limonen), ein Keton (Menthon) und Tanin. Eines der besten Öle kommt von einer englischen Sorte, die Mitcham heißt.

Praktische Anwendung

Pfefferminzöl wird sowohl in Süßigkeiten zur Bestimmung des Geschmackes verwendet als auch in Zahnpasta und Mundwässern. Oft wird es anstelle von Aspirin empfohlen. Es wirkt krampflösend, keimtötend und windtreibend und tut dem gesamten Verdauungssystem gut. Beliebt als Mittel gegen Reisekrankheiten, kann es auch die Übelkeit während der Schwangerschaft lindern.

Die Nerven regt es an und wirkt überhaupt kräftigend, sowohl in Schocksituationen als auch bei Nervenschwäche. Jahrhundertelang ist Pfefferminztee ein wichtiges Getränk in den arabischen Ländern gewesen, aber auch im Westen beginnt er sich durchzusetzen. Regelmäßig eingenommen, soll er die Widerstandskräfte gegen Erkältungskrankeiten kräftigen, aber es wird auch manchmal geraten, nicht zu viel Pfefferminztee zu trinken, weil er schlafstörend wirken kann.

Bei Asthma kann Pfefferminzöl inhaliert werden, auch bei Bronchitis und Nebenhöhlenentzündung und um Verstopfungen und Schmerzen im Kopf aufzulösen oder um den Atem zu reinigen. Manchmal trägt es dazu bei, den Patienten zu beruhigen und das Fieber zu senken oder schmerzhafte oder unzureichende Monatsblutungen zu regulieren. In manchen arabischen Ländern gilt es als Mittel zur Förderung der Männlichkeit und zur Überwindung von Impotenz.

Äußerlich angewendet wirkt es hervorragend bei Zahnschmerzen, Hautreizungen und Entzündungen und ist ein wirkungsvolles Insektenschutzmittel.

Bronchitis und andere Störungen der Atemwege
1 Teelöffel Mentholalkohol auf 100 ml heißes Wasser zum Inhalieren. Der Mentholalkohol kann folgendermaßen zubereitet werden: 60 ml Minzessenz auf 1000 ml 80%igen Alkohol. Er kann durch Hinzufügen von 40 ml Eukalyptusöl verstärkt werden.

Oder:
5 Tropfen Pfefferminzöl auf etwas Zucker zwischen den Mahlzeiten einnehmen.

Verdauung
Viele Verdauungsstörungen können durch 3 Tropfen Minzöl nach den Mahlzeiten verhindert oder beseitigt werden.

Insektenschutz beim Schlafen
Ein paar Tropfen Pfefferminzessenz auf das Kopfkissen geben.

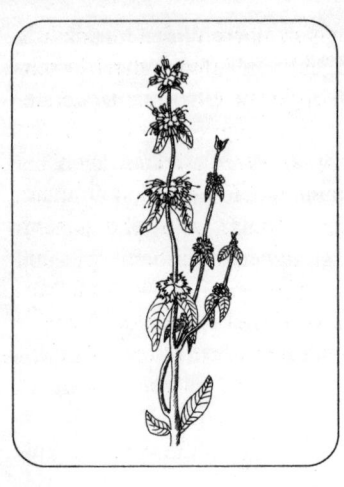

Poleiminze

(Mentha pulegium)

Poleiminze ist eine Minzeart, die in Europa heimisch ist. Ihren Gattungsnamen teilt sie mit allen anderen Minzearten, während die spezifische Bezeichnung pulegium sich von dem lateinischen Wort pulex herleitet, das »Floh« bedeutet. Die Poleiminze oder das Flohkraut ist nämlich sehr effizient, wenn es um die Vertreibung von Flöhen geht. Manche Forscher sind der Meinung, daß es sich bei unserer Poleiminze um dieselbe Pflanze handelt, die bei den Griechen und den Römern als »Dictamne« bekannt war. Vergil berichtet, daß nach einer alten Sage Rehe, die von dieser Pflanze aßen, nachdem sie vom Pfeil des Jägers getroffen waren, wieder gesund werden konnten.

Bei Seeleuten war die Poleiminze sehr beliebt, denn sie benutzten die getrockneten Blätter einerseits, um ihr Trinkwasser aufzufrischen und andererseits auch zum Schutz gegen die Flöhe, die sich in ihren engen Quartieren wild vermehrten.

Bis vor nicht allzu langer Zeit wurde Poleiminze auch dazu benützt, einen Abgang einzuleiten. Sie gehörte unbedingt zu einem Hexenkranz, und wenn sie im Garten wuchs, war man geschützt gegen den bösen Blick.

Poleiminze wächst niedriger als andere Minzen, hat kleine abgerundete, glänzende Blätter und einen starken Pfefferminzduft. Man findet sie auf feuchten Böden, an Bachläufen und in Marschlandschaften, in schattigen Gärten bildet sie eine gute Bodenbedeckung. Im Frühling schießen 30 cm lange Stengel hoch, auf denen wirtelförmige kleine purpurne Blütenbündel wachsen.

Das ätherische Öl, das man durch Dampfdestillation gewinnt, enthält eine gewisse Menge Pulegon. Das Öl schmeckt ähnlich wie Pfefferminzöl und riecht auch so, nur etwas bitterer ist es, hat eine grün-gelbe Farbe und ist etwas giftiger.

Bauern schätzen die Verbreitung von Poleiminze weniger, weil sie bei tragenden Kühen zu Fehlgeburten führen kann, aber andererseits vertreibt sie Mücken, Ameisen und Flöhe.

Praktische Anwendung

Das Öl wird schon sehr lange als Heilmittel bei Frauenleiden hinzugezogen. Es regt die Tätigkeit des Uterus an und sollte daher von schwangeren Frauen vermieden werden, ist aber wiederum während der Geburt möglicherweise hilfreich und auch nachher, denn es kann helfen, die Placenta abzustoßen. Bei unregelmäßigen und auch bei schmerzhaften Monatsblutungen wird es empfohlen und ebenso als Mittel gegen Weißfluß. Seine schmerzlindernde und beruhigende Wirkung läßt es für eine Reihe von Beschwerden geeignet erscheinen, die nervösen Ursprungs sind.

Es empfiehlt sich außerdem bei Verdauungsstörungen, besonders bei Blähungen, Koliken und Übelkeit. Es soll die Leber und die Milz kräftigen, den Fluß der Gallensäure fördern und Gallensteine auflösen helfen. Es wärmt und regt an und kann auch Kindern helfen, Bauchweh zu lindern oder leichte Fieberanfälle abzuwehren. Aber obwohl es schweißtreibend und fiebersenkend wirkt, kühlt es nicht so wie Pfefferminzöl. Es kann benützt werden, Hustenkrämpfe zu lösen, vor allem Keuchhusten, denn es wirkt schleimlösend.

Äußerlich angewandt regt Poleiminze lokal die Blutzirkulation an und trägt so zur Heilung von Entzündungen, Verbrennungen,

Geschwüren und Quetschungen bei. Mit Wasser verdünnt hilft es gegen Juckreiz, gerötete Haut und Flechte. Es besänftigt Zahnschmerzen und wurde auch schon für die Behandlung von schmerzenden Daumen empfohlen.

Insektenschutz
Besonders wirksam als Insektenschutz ist es, frische Blätter direkt auf die Haut zu reiben.

Oder:

Nachts einige Tropfen des Öls auf das Kopfkissen verteilen.

Oder:

Gut verdünnt mit Wasser auf Insektenbisse einreiben. Im Rachenraum betäubt es, ebenfalls gut verdünnt, schmerzhafte Entzündungen und Geschwüre.

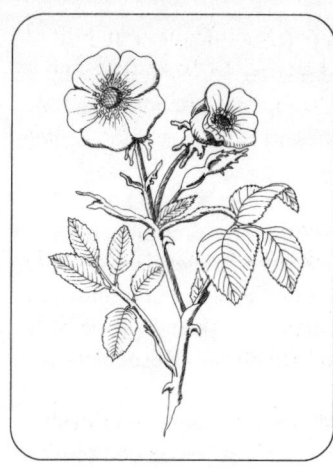

ROSE

(Rosa damascena,
Rosa gallica, Rosa
centifolia)

Die Rose mit all ihren verschiedenen Arten und Kreuzungen ist
eine der Blumen, von denen wir die ältesten Zeugnisse besitzen.
Es konnte beispielsweise nachgewiesen werden, daß eine Frau
aus der Jungsteinzeit (um 2000 vor unserer Zeitrechnung), deren
Überreste bei Essex gefunden worden sind, erhebliche Mengen
von Hagebutten gegessen haben muß. Hagebutten haben einen
außerordentlich hohen Vitamin C Gehalt.

Manche Geschichten, die sich um die Rose ranken, sind so exo-
tisch wie die Blume selbst und wie die verschiedenen Versuche,
ihren Ursprung zu erklären. Die Griechen erzählten, daß die
Rosen aus dem Blut des Adonis gewachsen sind, des Gottes der
Schönheit, während die Türken sie aus dem Blut der Venus, der
Göttin der Liebe, entstanden glaubten. Die Mohammedaner
haben eine Legende, nach welcher diese wohlduftende Blume aus
dem Blut Mohammeds entsprang. Als Konfuzius im Jahre 479
vor Chr. starb, behauptete man, er habe in seiner Bibliothek 600
Bücher über die Rosenzucht gehabt. In Ägypten hat man den Pharaonen in früher Zeit riesige Schalen mit getrockneten Blütenblättern in die Gräber gestellt, um ihre Reise in die Schattenwelt mit
diesem Duft zu begleiten. Römische Bräute liebten Rosenkränze

und der wüste Nero war geradezu ein Rosenfanatiker. Bei seinen extravaganten Festen wurden Blütenblätter von Rosen in solchen Mengen von der Decke auf die Gäste niedergeschüttet, daß ungeschützte Gäste zuweilen unter diesem Sturzregen aus Blütenblättern erstickt sind.

Das Rosenöl soll ganz zufällig auf einer Königshochzeit in Persien entdeckt worden sein. Der Empfang fand neben einem großen Becken statt, das mit Rosenwasser vollgefüllt war. In der Hitze des Tages löste sich das Öl aus den Blättern und schwamm an die Wasseroberfläche. Man sammelte es, erkannte seine wohltuenden Eigenschaften und begann bald darauf, Rosenöl zu produzieren.

Rosenöl ist in der Herstellung besonders teuer, und deshalb benützt man viel häufiger Rosenwasser. Das beste und teuerste Rosenöl ist das bulgarische Rosenöl, das aus der Rosa damascena destilliert wird. Diese Sorte wächst bisher nur in einer kleinen Bergregion in Südosteuropa. Man braucht 30 Rosen für einen Tropfen orange-grünes Öl, und für 30 g sind 60.000 Rosen nötig. Das zumeist gebrauchte Rosenöl wird von der roten Rose (Rosa gallica) gewonnen und kommt heute aus Marokko.

Praktische Anwendung

Rosenöl ist eines der keimtötendsten und dabei ungiftigsten Essenzen und ist deshalb auch für Kinder geeignet. Es eignet sich sowohl zur Anregung des Blutkreislaufs als auch bei Hautkrankheiten, besonders bei trockener, empfindlicher oder entzündlicher Haut. Zu Rosenwasser verdünnt eignet es sich hervorragend, um müde oder rote Augen oder deren Bindehautentzündung zu behandeln. Bei Verdauungsstörungen hat es sich bewährt, bei Verstopfung, Übelkeit und besonders bei Leberstörungen. Forschungen in der UdSSR haben ergeben, daß Rosenöl die Bildung von Gallensäure fördert und möglicherweise bei der Behandlung von Gallenblasenentzündung und Gelbsucht nützliche Dienste leisten könnte. Patientinnen mit unregelmäßigen Monatsblutungen oder

Weißfluß reagierten auch häufig positiv auf Rosenöl, und manche Leute glauben, daß es ein Aphrodisiakum sei, weil es die Samenzahl vermehre. Es hilft darüber hinaus, nervöse Spannungen abzubauen und Schlaflosigkeit und Depressionen zu beheben und wird insgesamt für Streß-Krankheiten empfohlen wie Magengeschwüre und Herzleiden.

Rosenwasser für die Haut
Da Rosenwasser relativ billig ist (es wird durch Übergießen von Rosenblättern gewonnen), empfiehlt es sich für den Hausgebrauch. Harte Haut kann durch Rosenöl geschmeidiger werden: in eine gut verdünnte Essiglösung 0,5% Rosenöl mischen. Regelmäßig anwenden.

Halsentzündung
Mit einem Aufguß aus 60 g Wasser und 40 g kleingehackten getrockneten Blütenblättern gurgeln.

Rosenhonig zur Schmerzlinderung
100 g Honig mit einem Aufguß aus 100 g kochendem Wasser und 100 g Blütenblättern erhitzen. Wirkt schmerzlindernd im Rachen.

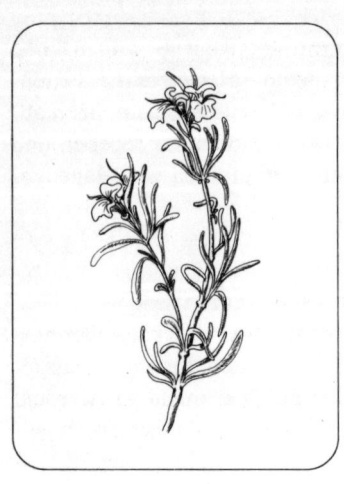

ROSMARIN

(Rosmarinus
officinalis)

Diese Mittelmeerpflanze ist sowohl von den Griechen viel
benützt worden als auch von den Römern, die sie nach England
mitbrachten. Voller Symbolik ist diese Pflanze das Ergebnis einer
reichen Folklore, die sich um sie rankt. Als uraltes Symbol der
Treue, Freundschaft und treuen Gedenkens war sie unverzichtbar
bei angelsächsischen Hochzeiten und Beerdingungen und wird
auch heute noch bei bestimmten militärischen Gedächtnistagen
des Commonwealth getragen. Im alten Rom und in Griechenland
haben die Studenten die symbolische Bedeutung des Rosmarin
häufig ganz wörtlich verstanden und Rosmarinkränze auf dem
Kopf getragen, um ihr Gedächtnis zu stützen, wenn sie sich auf
Prüfungen vorbereiteten. Aus dem Jahr 1370 wird eine der
weniger einleuchtenden Geschichten überliefert, die dazu herhal-
ten sollte, die wunderbar erneuernde Kraft des Rosmarins zu beweisen: Eine siebzigjährige Prinzessin, die an Gicht litt und fast
gelähmt war, nahm das Öl der Rosmarin-Pflanze, das damals
»Wasser der Königin von Ungarn« hieß, verwandelte sich in ein
verführerisches junges Mädchen und wurde die Braut des polni-
schen Königs. Auch Anbau und Pflege des Rosmarins sind von
Legenden umwoben. So heißt es, daß ein Rosmarinbusch nie

82

höher wird als Christus, daß er nur in Gärten von rechtschaffenen Leuten gedeiht und am besten dort, wo die Hausherrin das Regiment führt. Manchmal wird gesagt, daß Dornröschen mit Rosmarin aufgeweckt worden sei. Sizilianische Bauern glaubten, daß winzige Feen in den Rosmarinbüschen wohnten, und in manchen frühchristlichen Kirchen hängte man Rosmarinzweige auf, um kundzutun, daß Elfen und Feen dort willkommen waren. Obwohl, wie der lateinische Name bereits suggeriert, Rosmarin besonders gern in Meeresnähe wächst, kann es in jedem milden sonnigen Klima gedeihen. Trotzdem es in vielen Mittelmeerländern beheimatet ist, besonders in Frankreich, Spanien und auf den Dalmatischen Inseln, kommt das beste Öl von Pflanzen, die in Tunesien wachsen. Die Pflanze hat steife, eng beieinanderstehende dunkelgrüne Blätter, winzige blaßblaue Blüten und einen starken aromatischen Duft. Seine Blätter werden häufig als Küchenkräuter verwendet, besonders zu Lammbraten, aber auch als Aufguß, sowohl im medizinischen als auch im kosmetischen Bereich. Das ätherische Öl wird durch Dampfdestillation der blühenden Spitzen und der Blätter gewonnen. Für 1,5 kg Essenz benötigt man etwa 100 kg der Pflanze. Das Öl enthält bis zu 15% Borneole, aber auch Camphen, Kampfer, Cineol, Lineol, Pinen, Harze, Bitterstoffe und Saponin. Nicht alle als Rosmarinöl deklarierten Essenzen haben eine reine Qualität. Manche werden mit Terpentin, Salbei- und Lavendelölen gemischt. Das reine Öl wird im Eau de Cologne und anderen Parfums verwendet.

Praktische Anwendung

Rosmarinöl hat seit Jahrhunderten die verschiedensten medizinischen Verwendungen gefunden: als Stimulans bei allen möglichen nervenbedingten Störungen wie Kopfschmerzen, Zittern, Depressionen, Erschöpfung oder kurzfristigem Gedächtnisverlust. Es kann bei Leberstörungen helfen, bei Gallensteinen, Verdauungsproblemen, Magenschmerzen aufgrund von Blähungen. Seine harntreibenden Eigenschaften wirken Fettleibigkeit entgegen, die auf das Zurückhalten von Wasser zurückzuführen ist. Manchmal führt Rosmarinöl zur Verzögerung der Monatsblutung. Es hat auch krampflösende Eigenschaften, die besonders bei Asthma, Bronchitis, Erkältungen und Grippe nützlich sind. Äußerlich angewendet hilft es die Schmerzen von Rheuma, Arthritis und Muskelverspannungen zu lindern. Darüber hinaus kann es Wunden und Entzündungen wirkungsvoll reinigen, den Haarwuchs anregen und Schuppen und andere Störungen der Kopfhaut beseitigen. Vorsicht: Rosmarinöl ist sehr stark und kann, in großen Mengen angewendet, epileptische Anfälle hervorrufen und sogar zum Tode führen.

Erschöpfung und allgemeine Schwächegefühle
3-4 Tropfen Rosmarinöl auf etwas Zucker oder Honig vor den Mahlzeiten baut auf.

Rückenmassage
Rosmarinöl in alkoholischer Lösung oder einer speziellen Salbe aus Rosmarinöl, Mandelöl, weißem Wachs und destilliertem Wasser einmassieren.

Rheumatische Schmerzen
Heiße Kompressen aus kochendem Wasser mit 2%iger Rosmarinöl-Zugabe auflegen.
Oder:
Massage mit einem Mittel aus 60 g Rosmaringeist, 2 g Oregano-Essenz und 40 g Ingwertinktur.

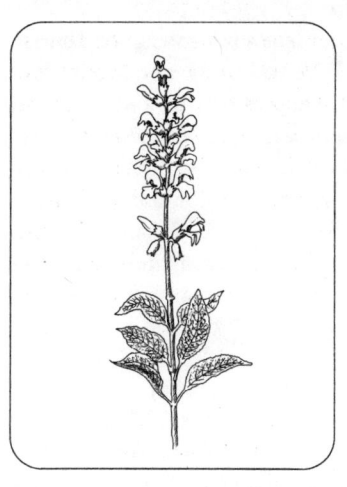

SALBEI

(Salvia officinalis)

Es gibt viele verschiedene Arten dieses wohlbekannten Krauts, dessen kulinarische und medizinische Vorzüge über Jahrhunderte bestens überliefert sind. Der aus dem lateinischen Wort »salveo«, d.h. »ich rette« oder »ich heile« hergeleitete Gattungsname der Pflanze weist darauf hin, wie hoch man die heilenden Eigenschaften dieser Pflanze eingeschätzt hat. Ein altes arabisches Sprichwort ist: »Wie soll einer sterben, der Salbei in seinem Garten hat?« und ein englischer Vers mit ähnlichem Inhalt lautet: »He that would live for aye, must eat sage in May.« (Wer ernsthaft lang leben will, muß Salbei im Mai essen.) Die Ägypter und die Chinesen schätzten Salbei als Mittel, um das Denkvermögen zu stärken. Karl der Große hat großen Wert auf seine Verbreitung in Frankreich gelegt, weil er es so hoch schätzte, und bei vielen galt es als Mittel gegen den Kummer: seine Blätter wurden z.B. als Zeichen des Gedenkens um die Gräber herum gestreut. Man fand die Pflanze wohl zuerst im nördlichen Mittelmeerraum, aber heute wächst sie in allen Regionen mit gemäßigtem Klima. Der beste Salbei soll aus Dalmatien kommen, wo Salbeipflanzungen zu den wichtigsten Dorfindustrien gehören. Die Pflanze selbst ist eine winterfeste wiederkehrende Buschplanze mit langen, haarigen, grau-grünen Blättern und blaßblauen oder violetten Blüten. Die Blätter werden häufig für die Zubereitung eines sehr erfrischenden Tees benützt, aber man kann mit ihnen auch sehr gut das Zahnfleisch reinigen. Das aus ihnen gewonnene ätherische Öl enthält bis zu 50% Thujone, Tannin, ein Östrogen, Borneol, Salviol, Cineol, Salven. Dieses Öl kann giftig sein und epileptische Anfälle auslösen. Daher bevorzugen viele Therapeuten das weniger stark wirkende Salvia sclarea oder Muskatellersalbei.

Praktische Anwendung

Salbei ist ein Stärkungsmittel, das bei Nervosität, Gereiztheit, Kopfschmerzen, nervösen Verdauungsstörungen, Appetitlosigkeit und Verstopfung hilft. Oft wird es bei Schwierigkeiten mit der Monatsblutung verwendet und auch während der Geburt zur Entspannung der Mutter und zur Normalisierung der Wehen. Es ist ein sehr wirkungsvolles Abstillmittel und sollte deshalb von stillenden Müttern gemieden werden. Die antiseptischen Eigenschaften des Salbeiöls lassen es geeignet erscheinen, um Halsentzündungen, Wunden und Insektenstiche zu behandeln. Patienten, die nach einer fiebrigen Erkrankung wieder genesen, können mit Hilfe von Salbeiöl wieder zu Kräften kommen und auch unangenehme Ausbrüche von Nachtschweiß kontrollieren. Salbei kann auch bei feuchten Händen, Füßen und Schweiß unter den Achselhöhlen therapeutisch wirken. Wenn man die Salbeiblätter auf Kohle verbrennt, kann man damit nach einer ansteckenden Krankheit den Raum desinfizieren.

Stärkungsmittel

Etwa 20 g Salbeiblüten und Blätter auf einen Liter kochenden Wassers zehn Minuten lang ziehen lassen und dreimal täglich eine Tasse trinken. Salbei ist auch als Tinktur erhältlich: 30-40 Tropfen davon in etwas heißem Wasser zweimal täglich einnehmen.

Oder:

2 - 3 Tropfen Salbeiöl auf einen Löffel Honig dreimal am Tage zu sich nehmen.

Abstillen

2 - 3 Tropfen Salbeiöl auf einen Löffel Honig dreimal täglich einnehmen.

Wunden und Geschwüre

Mit kochendem Wasser, dem 2% Salbeiöl beigemischt sind, waschen. Dann mit einer Salbe aus 25 g Salbeiöl, 750 ml destilliertem Wasser, 250 g weißem Wachs und 1000 ml Olivenöl zudecken.

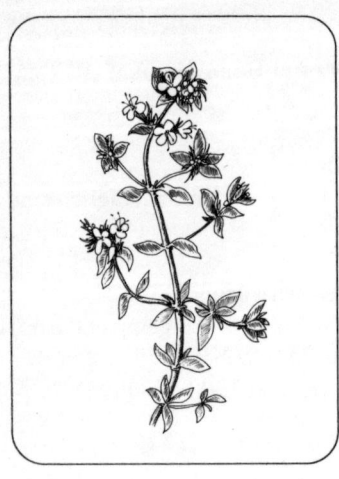

THYMIAN

(Thymus vulgaris,
Thymus serpyllum)

Dieses aromatische mehrjährige Kraut war seit uralten Zeiten sehr beliebt, besonders bei den Griechen und den Römern. Man meint, den Namen auf das griechische Wort thymon zurückführen zu können, das »ausräuchern« heißt, denn man benutzte den Thymian als Räucherwerk in den Tempeln. Wilder Thymian wuchs auf den Hügeln um Athen, und die Griechen hielten den Honig, den die Bienen aus seinen Blüten gewannen, in hohen Ehren. Als die Römer den Thymian in England einführten, gewann er große Beachtung als kulinarisches Küchenkraut und als Heilpflanze. Im siebzehnten Jahrhundert wurde er wieder im Zusammenhang mit der Bienenzucht sehr populär. Gervas Markham hatte empfohlen, Bienenstöcke mit Thymianduft aromatisch anzureichern. Und auch zur Begrenzung von Rasenflächen ist er schon sehr früh verwendet worden.

Der gewöhnliche Thymian, Thymus vulgaris, hat rosarote und violette Blüten und kommt aus dem Mittelmeerraum und Südeuropa, wächst aber heute auch in vielen anderen milden Klimazonen. Wilder Thymian, Thymus serpyllum, ähnelt dem gewöhnlichen Thymian, aber er riecht etwas stärker nach Zitrone und ist nicht nur in Europa, sondern auch in Nord-und Zentralasien beheimatet. Beide gehören zur Familie der Lippenblütler, und beide Öle können für die hier beschriebenen Heilzwecke verwendet werden.

Praktische Anwendung

Das sehr stark keimtötende Thymianöl wird durch Dampfdestillation aus den Blüten gewonnen. Es enthält Carvacrol, Thymol, Pinen, ist ein vielverwendetes Desinfektionsmittel und ein hautreizendes Mittel gegen Muskelschmerzen, Zerrungen und rheumatische Beschwerden. Es reinigt die Haut, strafft und hilft, alle möglichen Pickel und Mitesser zu beseitigen und kann auch bei Kopfgrind, Ekzemen und Psoriasis nützen. Thymianöl hat aber noch andere Heilfunktionen. So kann es bei Keuchhusten, Erkältungen und bronchial bedingten Beschwerden sehr nützlich sein, und außerdem glauben einige, daß es die weißen Blutkörperchen vermehrt und deshalb auch die Wiederstandskräfte gegen anstekkende Krankheiten erhöht. Es hilft auch bei zu hohem Blutdruck und kann nervendbedingte Ursachen von Schlafstörungen und Depression kurieren.

Kopfschmerzen
Einige Tropfen Thymianöl auf Stirn und Schläfen massieren.

Verbrennungen, Entzündungen, Zerrungen, Hautreinigung, Rheumatismus
Einige Tropfen auf die betroffenen Stellen massieren. Es kann im Verhältnis 50:50 mit Mandelöl vermischt werden. Vorsicht! Das Öl sollte nicht in die Augen kommen.

Kreislaufmittel, bei nervösen Spannungen und Beschwerden in den Bronchien.
3-5 Tropfen Thymianöl entweder in einer Alkohollösung oder in Honigwasser einnehmen oder inhalieren.

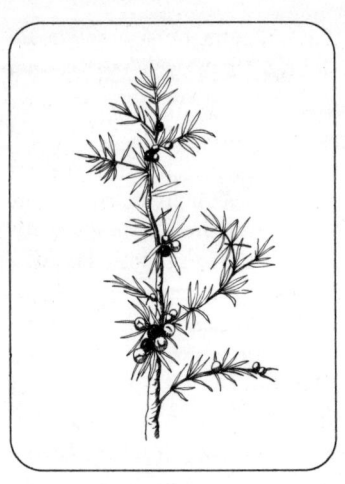

WACHOLDER

(Juniperus Communis)

Die magischen Kräfte der Wachholderbeeren stehen im Mittel-
punkt vieler volkstümlicher Geschichten. Ein Wacholderbusch
soll beispielsweise die Heilige Familie auf ihrer Flucht nach
Ägypten vor den Häschern des Herodes geschützt haben. Im Mit-
telalter hat man die Beeren bei Begräbnissen verbrannt, um die
etwas weniger greifbaren Feinde fernzuhalten – Geister und
Teufel, die auf der Lauer liegen konnten. Grüne Zweige wurden
verbrannt, um Hexen auszuräuchern und die dunklen Mächte zu
vertreiben, während man z.B. in Wales den Wacholderbaum als
heilig betrachtete und fürchtete, daß die Verletzung oder der Tod
des Baumes auch in die Familie Krankheiten und Tod bringen
würde. Bei den praktischer veranlagten Schweizern hat man die
Zweige in Schulräumen und Krankenhäusern verbrannt, um die
Räume zu desinfizieren, wenn es draußen zu kalt war, um die
Fenster zu öffnen. Der Wacholder ist ein winterfester Busch oder
kleiner Baum, der in Europa, Nordamerika und Asien wächst. Er
hat einen rötlichen Stamm, nadelartige Blätter und einen starken
Duft wie eine Kiefer. Die kleinen gelben Blüten blühen im Früh-
sommer, und wenn ein männlicher Baum in der Nähe ist, wachsen
auf dem weiblichen Baum grüne Beeren, die drei Jahre lang

reifen, bis sie erst blau und schließlich schwarz werden. Jede dieser Beeren enthält drei Samenkörner. Wenn die Beeren reif sind, im Herbst, können sie zerkleinert und zu Wacholderöl verarbeitet werden, einer farblosen, gelblich blassen Flüssigkeit, die mit der Zeit dunkler und dicker wird. Dieses Öl ist reich an Alpha-Pinen, Camphen, Terpineol, Alkohol, Borneol, Isoborneol und Wacholderkampfer. Beim Destillieren von Gin wird es bekanntlich benützt und als Würze für Fleischgerichte, aber es ist jahrhundertelang auch zu medizinischen Zwecken verwendet worden.

Praktische Anwendung

Wacholder wirkt appetitanregend – dies als Argument für Liebhaber von Gin als Apéritiv – und ist ein hervorragendes Mittel gegen Koliken, Blähungen und alle Arten von Verdauungsstörungen. Als harntreibendes Mittel ist es sehr wirkungsvoll und wird häufig bei Blasenkatarrh und Nierensteinen verwendet und wirkt insgesamt sekretionsfördernd (Schweiß, Wasser, Harnsäure und Toxine) und ist daher gut bei Rheuma und Arthristis. Wegen seiner antiseptischen Eigenschaften eignet es sich hervorragend bei vielen inneren Entzündungen der Harnwege, des Darms, der Atemwege und ist auch kreislauffördernd. Bei schmerzhaften oder verzögerten Monatsblutungen sowie bei Weißfluß wird er gerne verwendet, und seine beruhigenden Wirkungen helfen, nervöse Spannungen, Sorgen, Schlaflosigkeit und Streß abzubauen und Widerstandskräfte aufzubauen. Äußerlich angewendet helfen die keimtötende und zusammenziehende Wirkung des Wacholders bei Ekzemen, Dermatitis, Hämmorrhoiden, Akne und den meisten Hautbeschwerden. Es gibt ein gutes aromatisches Wasser, mit dem sich die Haut reinigen und straffen läßt, und schließlich werden Wacholderbeeren auch bei Diabetes empfohlen.

Akne

Olivenöl mit einer 10%igen Beimischung von Wacholderöl in die betroffene Haut einreiben.

Blasenkatarrh

Olivenöl mit einer 10%igen Beimischung von Wacholderöl auf den Unterleib massieren und nach jeder Mahlzeit vier Tropfen Öl auf etwas braunem Zucker einnehmen.

Wacholderwein

Manche Leute ziehen ein Glas Wacholderwein als Apéritiv dem konzentrierten Öl vor: Auf 1 l Weißwein 30 g Wacholderessenz.

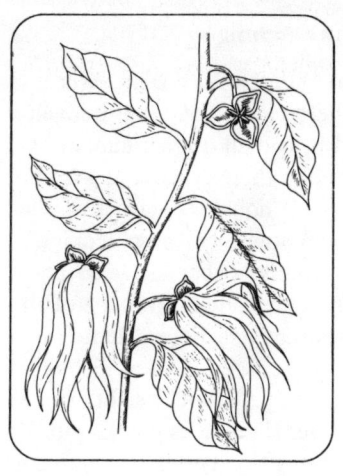

Ylang-Ylang

(Cananga odorata)

Die herrliche gelbe Blüte dieses Baumes mit ihrem exotischen Wohlgeruch, der wie eine Mischung aus Jasmin und Mandelblüte duftet, trägt zu Recht den Namen Blume der Blumen. Die Bäume, auf denen die Blüten wachsen, werden bis zu zwanzig Meter hoch. Man findet sie in Indonesien, auf den Philippinen, auf Madagaskar und den Komoren, wobei das beste Öl von den Blüten der Bäume um Manila herum gefunden wird. Der Baum blüht das ganze Jahr über, aber die besten Blüten pflückt man im Mai und Juni in den frühen Morgenstunden. Die javanischen Bäume scheinen ein etwas minderwertigeres Öl zu geben.

Das Öl der Ylang-Ylang-Blüten, das durch Dampfdestillation gewonnen wird, hat eine gelbliche Farbe und einen leicht bitteren Geschmack. Seine wichtigsten Inhaltstoffe sind: Linalol, Safrol, Eugenol, Geraniol, Pinen, Sesquiterpen, Cadinene, Benzyl-Benzoate und verbundene Essig-, Benzoe-, Ameisen-, Salizyl-, und Baldrian-Säuren.

Praktische Anwendung

Dieses wohlriechende Öl, dessen Duft im Rufe steht, Wut und Frustration zu besänftigen, wird gerne in Parfüms und Badeölen verwendet und ist ein wichtiger Bestandteil des berühmten Makassar Haaröls. Ylang-Ylang beruhigt die Nerven und wird bei Angstzuständen, Streß, Schlaflosigkeit, hohem Blutdruck und beschleunigter Atmung (Hyperpnoea) sowie bei beschleunigtem Herzschlag (Tachycardia) empfohlen. Es ist aber auch als Aphrodisiakum bekannt und wird bei Impotenz und Frigidität zu Hilfe genommen. Das Öl hat einige keimtötende Eigenschaften und kann auch bei Darmstörungen hinzugezogen werden. Es eignet sich außerdem hervorragend als Massageöl fürs Gesicht, weil es so gut duftet, und besonders bei fetter Haut tut es gut. Es gibt allerdings auch Menschen, die den Duft allzu überwältigend finden und manchen wird schlecht, wenn sie größere Mengen oder hohe Konzentrationen davon aufnehmen.

Zur Entspannung
3 Tropfen Ylang-Ylang-Essenz auf etwas braunem Zucker, Honig oder in Alkohol aufgelöst nach jeder Mahlzeit einnehmen.

Magen- und Darmprobleme
4 - 5 Tropfen wie oben, also etwas stärker dosiert verwenden.

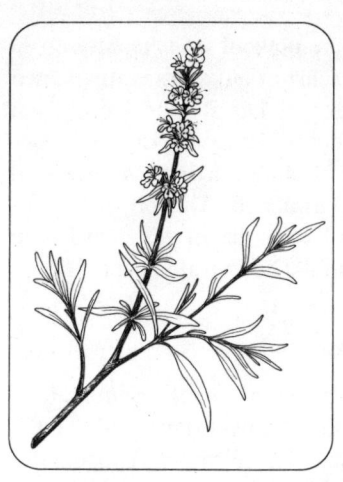

YSOP

(Hyssopus officinalis)

Ysop ist ein aromatisches Kraut, das seit über 2000 Jahren sowohl als Gewürz als auch als Heilmittel in Gebrauch ist. Manche Leute behaupten, der Name sei griechischen Ursprungs und von der heiligen Pflanze azop herzuleiten, während andere meinen, daß es sich um die den Juden bekannte und in Psalm 51, Vers 9 erwähnte Pflanze namens ezop handelt. Der Vers heißt: »Besprenge mich mit Ysop und ich werde rein, wasche mich, und ich werde weißer als Schnee«. Wahrscheinlich hat man es wegen seiner keimtötenden Eigenschaften zur Reinigung von Kultstätten benützt, und die Israeliten verwendeten ganze Bündel davon bei ihren Reinigungsriten für Lepra-Kranke. Hippokrates behandelte mit Ysop Rippenfellentzündung. Im frühen Christentum galt es als Taufsymbol und Zeichen der neuen Unschuld, während es in verschiedenen Mythologien gemeinsam mit der Zeder den Jahreslauf der Sonne von der Wintersonnenwende zum Sommer und zurück symbolisiert. Die Pflanze ist in Südeuropa und Nordasien beheimatet, wächst aber auch in anderen Regionen der Welt – in England z.B. kann man ihn manchmal wild wachsend antreffen: an den Mauern alter Zisterzienserklöster. Ysop ist ein mittelgroßes buschiges Gewächs mit schlanken, dunkelgrünen Blättern und im allgemeinen blauen Blüten, obwohl manche Arten rosa oder weiß blühen. Am besten wächst er auf warmen trockenen Stellen und oft auf sonnigen Hängen. Die Blätter strömen ein starkes Aroma aus und enthalten ein flüchtiges Öl, das durch Destillation gewonnen wird. Seine wichtigsten Inhaltsstoffe sind Borneol, Phellandren, Geraniol, Limonen, Thuyon und Pino-Camphen. Pino-Camphen ist ein Keton, das in größeren Dosen sehr giftig ist und epileptische Anfälle hervorrufen kann.

Praktische Anwendung

Die meisten Heilwirkungen lassen sich auch aus einem Aufguß der Blätter gewinnen, und weil dieser weniger stark ist als das Öl, ziehen viele Praktiker diese Behandlungsform vor. Hippokrates hat bereits die schleimlösende Wirkung des Ysop entdeckt und bei Bronchitis, Husten und Verstopfung der Atemwege angewendet, zumal seine beruhigenden und krampflösenden Eigenschaften bei spastischer Bronchitis oder Asthma hilfreich wirken. Er hat auch eine ausgleichende Wirkung auf den Blutkreislauf und eignet sich zur Behandlung von Spannungszuständen. Ysop trägt zu einer gesunden Verdauung bei, vor allem im Fall von tierischen Fetten, kann appetitanregend sein und auch als Mittel gegen Blähungen und kleinere Verstopfungserscheinungen eingesetzt werden. Manchmal hilft er bei Nierensteinen, bei Menstruationsschmerzen und bei Weißfluß. Das Öl tötet Darmparasiten und Kopfläuse. Seine antiseptischen Eigenschaften sind nützlich, weil man von Ysopöl auch gute Lösungen zum Gurgeln gegen Halsschmerzen und Waschlösungen zur Behandlung von Ekzemen, Wunden und Entzündungen machen kann. Manche Leute meinen, daß Ysopöl bei der Bekämpfung von Krebs helfen könne, aber das muß erst noch bewiesen werden. Ysopöl kommt in teuren Parfums, Toilettenwässern und Likören vor – ist z.B. im Chartreuse ein wichtiger Bestandteil. Seinen Duft kann man als eine Mischung aus Basilikum, Geranium und Thymian beschreiben.

Halsentzündungen

3 Tropfen mit etwas braunem Zucker oder Honig dreimal täglich einnehmen, dazu ein lauwarmes Gurgelwasser aus 100 ml abgekochtem Wasser und einen Teelöffel von einer Alkohollösung, die zu 5% aus Ysopöl bestehen sollte. Häufig gurgeln.

Chronische Bronchitis

3 Tropfen Ysopöl in Honig dreimal täglich einnehmen und dazu nachts die Brust mit einer Salbe aus 100 g Mandelöl, 250 g weißes Wachs, 750 g destilliertes Wasser und 25% Ysopöl einreiben.

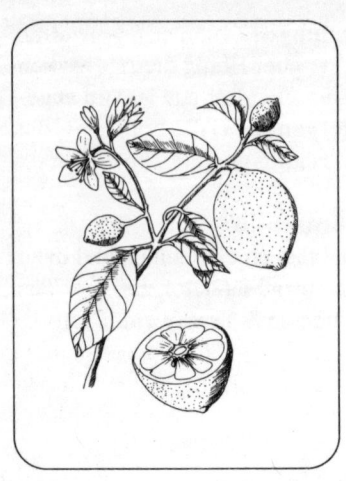

ZITRONE

(Citrus limonum)

Diese sehr verbreitete Zitrusfrucht könnte aus Indien stammen.
Vermutlich kam sie aus dem Land der Meder, südwestlich vom
kaspischen Meer (heute UdSSR), nach Europa, denn man nannte
sie eine zeitlang »Mederapfel« und in manchen Darstellungen des
Paradieses, auf denen Eva die Frucht des Baumes der Unterschei-
dung von Gut und Böse in der Hand hält, handelt es sich um diese
Zitrone. Zitronenbäume gedeihen in sonnigen, gemäßigten subtropischen Klimazonen der ganzen Welt und besonders in
Spanien und Kalifornien. Sie brauchen Sonne, einigermaßen san-
digen trockenen Boden und tragen meistens über viele Jahre
reichlich Früchte. Zitronenöl wird dadurch gewonnen, daß man
die äußere Fruchthülle frisch auspreßt. Die Zitrone enthält zahlreiche größere Anlagerungen von Öl in dem unter der Epidermis
gelegenen Grundgewebe. Grüne Früchte haben mehr Öl als reife,
aber auf jeden Fall sind mehr als 3000 Zitronen nötig, um ein Kilo
ätherisches Öl zu erzeugen. Aus dem Fruchtfleisch, das dabei
übrigbleibt, macht man normalerweise Zitronensäure. Es handelt
sich dabei um etwa 30 – 40% Saft mit einem Zitronensäuregehalt
von 6-8%, Glucide, Mineralsalze, Gummi und Vitamine (besonders Vitamin C: bis zu 50 mg auf 100 g Frucht). Die Zitronenes-

98

senz besteht zu 95% aus Terpenen (Pinen, Limonen, Phellandren, Camphen, Sesquiterpen), aus Linalol, Linalyl- und Geranyl-Azetat, Citral und Zitronengras (6-8%), Aldehyden und Zitronen-Kampfer.

Praktische Anwendung

Zitrone ist eine beliebte Geschmacksbeigabe in vielen Getränken, Nachtischen und pikanten Gerichten, und das Öl wird in Parfums und zur geschmacklichen Verbesserung bitterer Medizinen verwendet. Jeder Teil der Zitrone hat nützliche Heil-Eigenschaften: Der Saft ist ein bewährtes Hausmittel für alle möglichen Krankheiten, vor allem Erkältungen und Halsentzündungen und kann auch äußerlich angewendet Blut stillen, Gesichtshaut straffen, Haare kräftigen, Sonnenbrand lindern, Sommersprossen aufhellen, Warzen und Hühneraugen weich machen.

Zitronenöl ist ein machtvolles antibakterielles Mittel. Mit Wasser verdünnt kann es zum Gurgeln bei Halsentzündungen benützt werden und auch bei Mundfäule oder zum Auswaschen von Wunden und Entzündungen und um Blut zu stillen. Auf Insektenstiche kann es direkt aufgetragen werden und ebenso auf Warzen. Forschungen haben ergeben, daß Zitronenöl Staphylokokken neutralisieren kann, ebenso Tuberkulosebazillen, Eberth-(Thypus) und Loeffler-(Diphterie) Bazillen und zwar innerhalb von Minuten. Ein paar Tropfen genügen, um innerhalb von 15 Minuten 92% der Bakterien in Austern zu töten. Manche Aromatherapeuten empfehlen, drei Tropfen Zitronenöl mit etwas braunem Zucker oder Honig viermal täglich einzunehmen, um ansteckende Krankheiten abzuwehren. Bei Leberschmerzen wird Zitronenöl manchmal empfohlen und als Regulator der Magensäure. Als harntreibendes und Abführmittel und als Herz-Stärkungsmittel wird es empfohlen, aber auch bei übermäßiger Anspannung und Arteriosklerose.

Beschwerden im Brustbereich: Asthma, Bronchitis
Rheumatische Beschwerden

5 Tropfen Zitronenöl auf braunem Zucker dreimal täglich einnehmen. Zusätzlich kann direkt aus dem Fläschchen inhaliert werden. Vor allem sollten Brust und Rücken mit warmem Olivenöl massiert werden, dem 10% Zitronenessenz beigemengt ist. Zusätzlich 3 Tropfen der Essenz nach jeder Mahlzeit einnehmen.

Falten

Gesichtsfalten können mit einer Creme, die aus 1000 g Mandelöl, 250g weißem Wachs, 30 g Benzointinktur, 750 g destilliertem Wasser und 20 g Zitronenessenz hergestellt ist, geglättet werden.

Brüchige Nägel

Sie können gestärkt werden, wenn sie jeden Abend 15 Minuten lang in warmes Olivenöl getaucht werden, dem 10% Zitronenöl zugegeben wurden.

Alle Behandlungsmethoden, die Zitronensaft benützen, können durch einige Tropfen Zitronenessenz verstärkt werden.

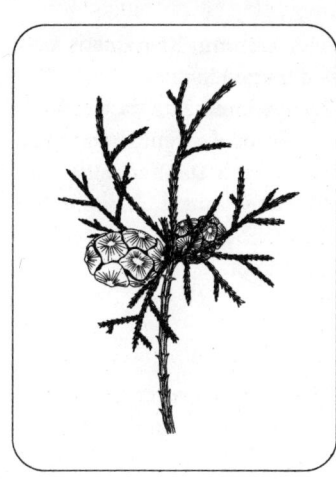

ZYPRESSE

(Cupressus
sempervivens)

Die Phönizier haben die Zypresse aus Asien in den europäischen
Mittelmeerraum gebracht, als sie die Insel Zypern kolonisierten,
die ihren Namen diesem Baum verdankt. Das griechische Wort,
von dem der Name möglicherweise entlehnt ist, könnte auf den
gleichmäßigen, symmetrischen Wuchs der meisten dieser Zy-
pressen hinweisen. In der klassischen Mythologie ist die Zypresse das Symbol des Gottes der Unterwelt. Wenn jemand gestorben
war, legte man Zypressenzweige vor das Haus des Toten und
ebenso hielten die Trauernden, die den Sarg zum Bestattungsort
begleiteten, Zypressenzweige in den Händen. Nach einer griechischen Sage war Cyparissos so entsetzt, als er versehentlich einen
seinem Freund Apollo gehörenden Rothirsch getötet hatte, daß er
die Götter bat, ihn seinen Kummer in alle Ewigkeit tragen zu
lassen. Sie gewährten ihm diese Bitte, indem sie ihn in eine Zypresse verwandelten, die seither als Symbol des Todes einerseits
und des ewigen Lebens der Seele andererseits gilt. Sowohl die
Ägypter als auch die Chinesen kannten schon in alter Zeit die medizinischen Eigenschaften der Zypresse, besonders zur Heilung
von Beschwerden in den Atemwegen. Die Chinesen schätzten außerdem die Zapfen als nahrhafte und fetthaltige Speise. Die Zy-

101

presse ist ein großer, spitz zulaufender immergrüner Baum, den man in europäischen Parkanlagen und Gärten häufig antrifft. Die kleinen Blüten werden zu runden, graubraunen Zapfen, die auch Zypressennüsse genannt werden. Sowohl die Zapfen, als auch die Blätter enthalten das ätherische Öl, das durch Dampfdestillation gewonnen wird. Seine Hauptbestandteile sind: d-Pinen, d-Campen, d-Sylvestren, Cymen, ein Keton, Sabinol, ein Terpenalkohol, Baldriansäure und Zypressenkampfer.

Praktische Anwendung

Zypressenöl ist in seiner Wirkung sehr stark zusammenziehend. Es hilft Blut stillen und auch bei Kreislaufstörungen wie Hämorrhoiden, Krampfadern und fettiger Haut. Es wirkt krampflösend und ist daher nützlich bei Asthma und krampfartigen Hustenanfällen, beruhigt die Nervenenden des Atemsystems und hilft deshalb bei Bronchitis und Grippe. Probleme mit dem Monatszyklus oder den Wechseljahren und auch Harnfluß und Bettnässen können mit Zypressenöl behandelt werden. Äußerlich angewendet kann es übermäßige Schweißabsonderung eindämmen und die damit verbundenen unangenehmen Gerüche – vor allem an den Füßen. Und es hilft bei rheumatischen Schmerzen.

Krampfadern und Hämorrhoiden

4-6 Tropfen Zypressenöl ins warme Badewasser geben. Beine massieren mit 2-3 Tropfen Zypressenöl in Soyaöl (2 Teelöffel).

Schnittwunden, Blut stillen

Mit lauwarmen Wasser waschen, das 1% Zypressenöl enthält.

Grippe, Bronchitis

3 Tropfen Zypressenöl auf etwas braunem Zucker oder Honig dreimal täglich. Zusätzlich Brust und Rücken mit warmem Olivenöl, dem 10% Zypressenöl beigegeben wurden, einreiben. Ein paar Tropfen auf dem Kopfkissen helfen, den Atem frei zu halten.

Spezielle »Öle«

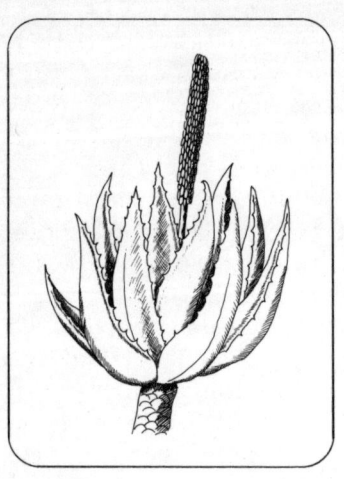

ALOE VERA

(Aloe barbadenisis)

Nach einer Legende aus dem Industal kommt die Aloe Vera direkt aus dem Paradies. Die alten Ägypter nannten sie die Pflanze der Unsterblichkeit, und von Nofretete und von Cleopatra erzählt man, daß sie das Gel der Aloe Vera benutzt haben, um ihre Schönheit zu erhalten. In den salomonischen Psalmen wird sie erwähnt, römische Schriftsteller beschreiben ihren medizinischen Nutzen, und von den Soldaten in den Armeen Alexander des Großen wird überliefert, daß sie mit Aloe Vera ihre Wunden sehr erfolgreich behandelten.

Tatsächlich kann die Aloe Vera für sehr unterschiedliche Zwecke herangezogen werden, denn man behandelt mit ihrer Hilfe nicht nur Gastritis und Geschwüre im Mundbereich und im Verdauungstrakt sowie Entzündungen der Atmenwege, Verbrennungen, Schnitt- und Schürfwunden und Insektenstiche, sondern auch Muskelkrämpfe, Gelenkschmerzen und Arthritis.

Aloe Vera sieht aus wie ein Kaktus, ist aber ganzjährig im Saft und gehört zur Familie der Lilien und zur Klasse der Xerophyten, Gewächse, welche die Trockenheit lieben und ihre Poren verschließen können, um den Verlust von Feuchtigkeit zu verhindern. Die Blätter sind steif und fleischig und an den Kanten stachelig. Ein ausgereiftes Blatt kann bis zu 500 g wiegen, und es ist der fleischige Teil im Blatt, der für die kosmetischen und medizinischen Zwecke verwendet wird, denn diese breiige Masse enthält biogene Reizstoffe. 96% des Gels ist Wasser. Die restlichen 4% enthalten aber Polysaccharide wie Glukose und Mannose. Diese Kohlenhydrate geben, in Verbindung mit dem Wassergehalt der Pflanze, der Haut Feuchtigkeit. Zu den übrigen Inhaltsstoffen des Aloe Vera-Breis gehören das natürliche Heilmittel Chrysophansäure, keimtötende Saponine und Enzyme, die entzündungshemmend wirken. Wenn man ein Blatt abbricht, versiegelt interessanter Weise die Pflanze selbst diese Wunde sehr schnell und behält ihre lebenswichtigen Heilwirkungen.

Die Aloe Vera hat aber auch einen bitteren Saft, das Aloin, das sich vom Gel der Aloe unterscheidet. Während das Gel den dünnwandigen Zellen der Blätter entnommen wird, kommt der Saft aus den Zellen, die unmittelbar unter der Blatthaut liegen. Dieser bittere Extrakt wird in der kosmetischen Industrie als Sonnenschutzmittel verwendet. Aloin enthält Barbaloin, ein Anthraquin Glykosid, dessen starke Abführwirkung schädlich sein kann, so daß es nicht eingenommen werden sollte. Überhaupt sollte Aloe Vera nicht ohne medizinische oder naturheilkundliche Beratung zu Heilzwecken eingesetzt werden.

Akne und Flechten

Die betreffenden Stellen viermal am Tag kräftig einreiben. In Verbindung mit einer ausgeglichenen Diät und einer ordentlichen persönlichen Hygiene können Seifen und Mittel zur Hautreinigung und zur Herstellung eines Feuchtigkeitsmantels auf der Basis von Aloe Vera Akne-Erscheinungen mildern und Flechten heilen.

Weitere Indikationen: Schmerzen, Schnitte, Krämpfe, Verbrennungen.

Shampoos

Haare und Kopfhaut werden gekräftigt durch die Verwendung von Shampoos mit einem Aloe Vera-Gelanteil von mindestens 70%.

Verdauungsstörungen

Das Gel hilft bei Verdauungsstörungen, wenn man es einnimmt. Geschwüre, Dickdarmkatarrh, Verstopfung und entzündliche Darmbeschwerden können durch Aloe Vera bekämpft werden.

Vorsicht: Alle innerlichen Anwendungen sollten wegen ihres starken Abführeffekts nur auf ärztlichen oder naturheilkundlichen Rat erfolgen.

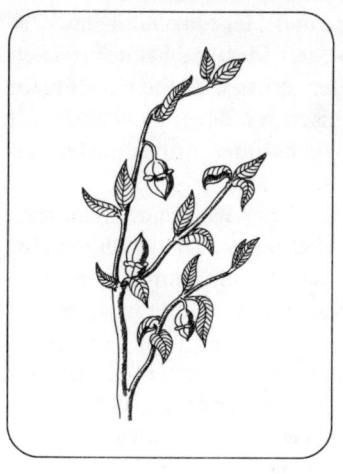

JOJOBA

(Simmondsia
chinensis)

Jojoba (ausgesprochen ungefähr wie ho-ho-ba) ist eine ganz einzigartige Pflanze. Das goldene Öl (oder Wachs), das aus dem Samen gewonnen wird, findet viele Verwendungen als kosmetisches Öl und – und das ist schon sehr bemerkenswert – es gilt als substituierbar für Pottwalöl.

Aber ganz abgesehen von der Ersetzbarkeit des Pottwalöls durch Jojoba (immerhin sind diese Wale seit 1970 durch das Gesetz zur Erhaltung vom Aussterben bedrohter Arten in den USA geschützt) ist Jojoba eine altbekannte Heilpflanze mit ganz bestimmten Eigenschaften. Jojobaöl ähnelt dem Walratöl, hat die gleichen hervorragenden Schmiereigenschaften und ist ein angenehmes feuchtes Hautöl.

Jojoba kommt aus Nord-Mexiko und ist auch im Südwesten der USA beheimatet und dort unter vielen verschiedenen Namen bekannt, wie z.B. Reh- oder Geißnuß, Kaffeebeere und Wilde Haselnuß. Als erster hat der englische Botaniker H. F. Link sie klassifiziert, nachdem er in den 40er Jahren des vorigen Jahrhunderts in der Nähe von San Diego ein Exemplar entdeckte. Den Kahuilla-Indianern in Südkalifornien war die Pflanze längst bekannt. Sie machten ein Getränk aus den Früchten. Die Seri-Indianer heilten mit dem Öl Augenentzündungen und Halsentzündungen. Der spanisch sprechende Bevölkerungsteil Mexikos hat später auch eine Art Kakaogetränk aus den gemahlenen Kernen der Frucht schätzen gelernt, und die mexikanischen Männer entdeckten mit Freude, daß das Jojobaöl dem Wuchs ihrer Augenbrauen und Schnurbärte nachhalf.

Die Jojobapflanze selbst sieht in keiner Weise auffallend aus. Die Blätter sind grau-grün, sie wird bis zu 2 m hoch, wächst langsam, und es kann fünf Jahre dauern, bis sie reif wird. Ihre Frucht ist klein, braun wie eine Nuß, und sie liebt rauhe, trockene Wüstenböden.

Während des Sommers reift der Samen in der Hülse und fällt im Herbst auf den Boden oder fängt selber an zu wuchern. In diesem Samen, der so groß ist wie eine große Kaffebohne, befindet sich das so spezielle goldene Jojobaöl.

Dieses Öl oder Wachs ist ungewöhnlich. Während die anderen Pflanzen ihr Öl nämlich durch die Verbindung von Glycerin mit Fettsäuren produzieren, verbindet Jojoba Fettalkohole mit Fettsäuren. Dadurch entsteht ein Öl, das nicht oxidiert und deshalb nicht ranzig wird. Das heißt, daß es extrem lange im Regal stehen kann. Jojobaöl enthält auch einen entzündungshemmenden Wirkstoff, den man als Myristinsäure kennt.

Die einzigartige chemische Zusammensetzung des Jojobaöls prädestiniert es für die Verwendung in Holzpolituren, Bodenwachsen und auch als Schmiermittel in Maschinen. Ebenso gut kann es in der Küche Verwendung finden, z.B. als nussig schmekkender Teil einer Salatsoße. An dieser Stelle interessieren uns allerdings vor allem seine heilenden und Feuchtigkeitsschutz gewährenden Eigenschaften.

Reines kaltgepreßtes Jojobaöl ist für jeden Hauttyp geeignet und kann zur Behandlung von trockener Kopfhaut, Ekzemen und Psoriasis herangezogen werden. Vorsichtig dosiert ist es ein ganz feiner Feuchtigkeitsschutz für das Gesicht, und weil es in die Tiefe eindringt, hilft es, die Haut weich zu halten und den Haaren Form zu geben. Es findet sich daher in vielen Seifen und Shampoos.

Hautprobleme

Einige Tropfen Jojobaöl direkt auf die zu pflegenden Stellen auftragen. Hilft bei rauhen, spröden Lippen, trockener Haut, Ekzemen, Schuppen, Psoriasis und Akne. Sogar Warzen verschwinden bei kontinuierlicher Behandlung.

Sonnenbrand

Wichtiger Schutz gegen starke Sonneneinwirkung durch Aufbau eines Feuchtigkeitsmantels – auch in Verbindung mit anderen Sonnencremes.

Verdauungsschwäche

Einige wenige Jojobabohnen gemahlen und geröstet am Morgen eingenommen kräftigen einen schwachen Magen und helfen, Magensäure zu produzieren.

Vorsicht! Größere Mengen können zu Durchfall führen.

Rheumatische Schmerzen

Der Myristinsäuregehalt des Jojobaöls mit seiner entzündungshemmenden Wirkung läßt es zum Einreiben auf die entzündeten Stellen geeignet erscheinen.

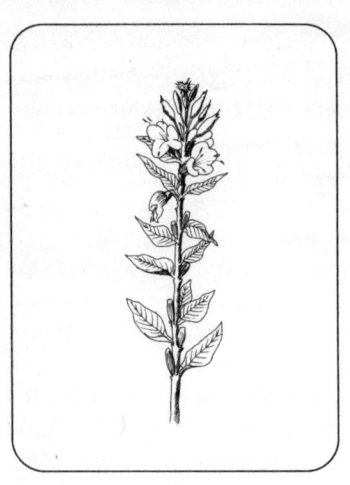

NACHTKERZE

(Oenothera biennis)

Diese oft zu Unrecht als »Mauerblümchen« gering geschätzte Pflanze ist, auch wenn sie als Unkraut betrachtet wird, eine überaus interessante und nützliche Blume. Ihre Samen haben einen hohen Gehalt an mehrfach ungesättigten Fettsäuren und können dazu beitragen, den Cholesterinspiegel des Blutes zu senken und sind außerdem sehr nützlich bei der Bekämpfung von Degenerationskrankheiten.

Vom Augeblick an, wo der englische Pflanzenkundler John Parkinson sie zum ersten Mal im Jahre 1629 beschrieben hat, entwickelte sie sich schnell zu einer begehrten Heilpflanze. Parkinsons Zeitgenosse, Dr. Nicholas Culpeper, beschrieb ihre harntreibenden Eigenschaften und empfahl sie als Heilmittel gegen Leber- und Milzstörungen. Moderne Pflanzenheilkundler benützen Blätter und Rinde der Nachtkerze wegen ihrer stopfenden und beruhigenden Wirkung. Das große wiedererwachte Interesse an dieser Pflanze ist nicht so sehr auf die Qualitäten der Blätter und Stiele zurückzuführen, als vielmehr den einzigartigen Vorzügen des Öls zu verdanken, das aus den Samen gewonnen wird.

Die Nachtkerze hat goldgelbe Blütenblätter, die sich in der Abendsonne öffnen und nach einer einzigen Nacht absterben.

Wenn die Blätter abfallen, dann bilden sich an jedem Stengel zahlreiche Hülsen, die alle winzige Samen in sich einschließen – ungefähr so groß wie Senfkörner. Das Öl, das man von diesen Samen gewinnt, hat ganz besondere Nährwerte.

Als sie im Jahre 1917 zum ersten Mal wissenschaftlich untersucht wurden, fand man, daß die Samen 15% Öl enthielten. Zwei Jahre später stellte eine Gruppe von Chemikern fest, daß die chemische Zusammensetzung des Nachtkerzenöls einzigartige Charakteristika aufwies, denn es enthielt nicht nur Öl – und Linolsäuren, sondern auch eine realtiv seltene, mehrfach ungesättigte Säure: die Gamma-Linolensäure.

Viel später, in den sechziger Jahren, als englische Wissenschaftler nach pflanzlichen Substanzen suchten, die zur Behandlung von Herzkrakheiten hinzugezogen werden konnten, stießen sie auf Beschreibungen dieser einzigartigen chemischen Zusammensetzung des Nachtkerzenöls. Die Tatsache, daß das Öl zu etwa 73% Linolsäure und zu 9% Gamma-Linolensäure (GLA) aufwies, machte das Öl zu dem Öl mit dem höchsten Anteil an mehrfach ungesättigten Fettsäuren, das zu haben war.

Man weiß heute, daß Gamma-Linolensäure den Cholesterinspiegel des Blutes senkt, und so ist dieses Öl sehr nützlich in der vorsorgenden Behandlung von Herzkrankheiten. Linolsäure ist, ebenso wie Gamma-Linolensäure, eine sogenannte essentielle Fettsäure – ein Bauelement des Körpers, das für die Funktionen der Zellen und des gesamten Organismus ebenso wichtig ist, wie die Vitamine, das aber vom Körper selbst nicht produziert wird. Diese essentiellen Fettsäuren ähneln den im Körper vorhandenen Prostaglandinen und ergänzen deren Tätigkeit, die darin besteht, den Blutdruck zu regeln, die Versorgung der Organe mit Blut bei Bedarf zu erhöhen und die Klumpenbildung im Blut zu verhindern. Die Entdeckung, daß die Nachtkerzensamen einen so hohen Anteil an essentiellen Fettsäuren haben, war außerordentlich bedeutsam.

Dr. David Horrobin, der an der Universität von Montreal als Medizinprofessor gearbeitet hatte, war von den medizinischen

Möglichkeiten des Nachtkerzenöls so beeindruckt, daß er 1981 seine Stelle aufgab und sich seitdem voll der Erforschung dieses Öls widmete. Er hat inzwischen in klinischen Testreihen bewiesen, daß er mit dem Öl den Cholesterinspiegel senken, den Blutdruck verringern, Thrombosen verhindern, Arthritis eindämmen, Ekzeme, Hyperaktivismus bei Kindern und auch Alkoholismus erfolgreich behandeln kann.

Der Psychotherapeut an der Universität Leeds, Dr. Kenneth Vaddadi, hat inzwischen bei schizophrenen Patienten Erfolge erzielt, idem er sie mit Gamma-Linolensäure behandelt hat. Er glaubt deshalb, daß die Schizophrenie auf eine Störung der Funktion der Prostaglandine zurückzuführen sein könnte, die, wie wir oben beschrieben haben, sehr ähnlich zusammengesetzt sind wie die Gamma-Linolensäure.

Auch für die Menschen, die an Multiple Sklerose leiden, könnte hier eine neue Hoffnung auftauchen. In ihrem Blut fehlt meistens Linolsäure. Nachdem die Nachtkerze aber so viel von dieser Säure enthält, versucht man, sie zu der Behandlung dieser Krankheit hinzuzuziehen.

Vielleicht gehören die Linolsäuren und die Gamma-Linolensäuren in die Reihe der allerwichtigsten Entdeckungen, vergleichbar der Entdeckung des Vitamin C. Die Nachtkerze jedenfalls, das »Mauerblümchen« der mittelalterlichen Pflanzenkundigen, ist die reichste Quelle dieser lebenswichtigen Substanzen.

Vorsorge von Herzkrankheiten

Bis zu 6 Kapseln à 500 mg täglich (von der Gesellschaft für Schizophrenie, GB, empfohlen), 6 - 8 Kapseln von 500 mg zusammen mit Vitamin B3 (7,5 mg) Vitamin B6 (25 mg) Vitamin C (125 mg) und Zink (2,5 mg).

Räucherwerk

Räucherwerk wird aus duftenden ätherischen Ölen und Harzen hergestellt und dient dazu, die menschlichen Sinne emotional und geistig zu erheben. Zu den gebräuchlichsten Aromen gehören Blütenöle wie das Rosen-, Lavendel- und Ylang-Ylangöl; Harze wie Weihrauch, Vetiver, Styrax und Myrrhe; aus Blättern gewonnene Essenzen wie Geranium- Rosmarin- und Salbeiöl und solche, die aus den Samen gewonnen werden, wie Koriander-, Nelken- und Kümmelöl.

Räucherwerk regt unseren Geruchssinn zur bewußten Wahrnehmung an und ist seit jeher Bestandteil von Heilzeremonien, magischen Anrufungen und religiösen Handlungen. Wenn es auf Kohlen verbrannt wurde, stieg der Rauch wie ein Gebet zum Himmel, und man glaubte, daß die Düfte, die auf diese Weise frei wurden, den Göttern angenehm sein und die bösen Kräfte bannen müßten. In Heliopolis im alten Ägypten verbrannte man zu Ehren von Ra während des Tages verschiedene Stoffe: Harze am Morgen, mittags Myrrhe und bei Sonnenuntergang Kyphi. (Kyphi oder Kuphi setzte sich aus 16 Bestandteilen zusammen, darunter Honig und Wein, und wurde von den Priestern nach einem geheimen Rezept zusammengemischt).

In moslemischen Ländern wird Räucherwerk manchmal bei Beerdigungen verbrannt, um die Teilnehmer vor dem »Bösen Blick« zu schützen, und in Indien benützte man es während der Meditation, weil die Gerüche eine günstige Voraussetzung dafür schafften, daß das Bewußtsein sich weitet. Auch im Westen hat Räucherwerk in den religiösen Zeremonien eine Rolle gespielt.

Das Buch Exodus, das viele der rituellen Vorschriften des Alten Testaments enthält, schreibt auch die Errichtung eines Räucheraltars vor:

»Weiter sprach Jahwe zu Mose:

Nimm Dir Spezereien, nämlich Stakte, Räucherklaue, Galbanum, Gewürzkräuter und reinen Weihrauch, alles zu gleichen Teilen, und bereite daraus Räucherwerk, eine würzige Mischung, wie sie die Salbenmischer herstellen, mit Salz vermengt, rein, zu heiligem Gebrauch. Zerstoße einen Teil davon ganz fein und lege davon etwas vor das Zeugnis im Offenbarungszelt, wo ich dir begegnen werde: als hochheilig soll es euch gelten. Das Räucherwerk, das du bereiten sollst – in gleicher Mischung dürft ihr euch kein anderes herstellen – soll dir als heilig für Jahwe gelten.« (Ex. 30, 34-37 n.d. Übers. d. Jerusalemer Bibel).

Es war den Juden strengstens verboten, diese besondere Mischung für andere, als die vorgeschriebenen rituellen Zwecke zu verwenden. Sie war Gott vorbehalten und durfte nicht dem persönlichen Ergötzen dienen. Auch die Griechen liebten das Räucherwerk und die Duftstoffe sehr und überlieferten, daß das Wissen um diese Heilkunst durch Aeone - eine von Aphrodites Nymphen – direkt von den Göttern an die Menschen weitergegeben worden ist. Ähnliches gilt für die Römer: Kaiser Neros Vorliebe für den Duft des Rosenöls ist geradezu legendär (s.a. unter »Rosenöl«), und die Römer verbrannten Räucherwerk, um die Götter des häuslichen Herdes, die Laren, günstig zu stimmen und zu ehren. In manchen Bereichen der christlichen Frömmigkeit spielt Räucherwerk ebenfalls eine wichtige Rolle. Im 4. Jahrhundert waren bereits Duftkerzen in Gebrauch – Räucherwerk im eigentlichen Sinne fand erst im 5. Jahrhundert Verbreitung. Seit dem 14. Jahrhundert hat es einen festen Platz in den Hochämtern, in Andachten und bei der Einweihung von Kirchen und Gebäuden. Räucherwerk ist Bestandteil der rituellen Handlungen sowohl der östlichen orthodoxen als auch der römisch-katholischen als auch der anglikanischen Hochkirche geblieben. Die Verwendung von Räucherwerk ist dabei nicht zwingend auf sakrale Zermonien beschränkt. Auch zu Hause kann es dazu dienen, einen Raum mit Duft zu erfüllen und Geist und Sinne zu erheben und z.B. die Meditation zu beflügeln. Aber die meisten Menschen, die sich an dem Duft von Räucherwerk erfreuen, sind der Meinung, daß man dabei einen friedvollen Zustand herstellen und, je nach persönlicher Neigung, ein Gebet sprechen, einen Mantra rezitieren und irgendeine bejahende Haltung einnehmen sollte. Der Duft von Räucherwerk schwebt im Raum und vermittelt den Eindruck, daß dort jemand einen ruhigen, besinnlichen

Ort für den »Blick nach Innen« gesucht hat. Das gilt für Räume, in denen meditiert wird ebenso wie für Räume, die Therapiezwecken dienen.

Die Benützung von Rauchwerk

Nehmen Sie ein Stück Räucherkohle, das Sie am Rand anzünden und legen Sie dieses in das dafür vorgesehene metallene Räuchergefäß. Wenn die Kohle Feuer gefangen hat, blasen Sie sanft und stetig bis sie glüht. Dann geben Sie ein paar Tropfen des Duftöls oder einen halben Teelöffel Granulat auf die warme Oberfläche. Ein Stück Kohle reicht meistens für die Dauer einer Meditation. Wenn es abgebrannt ist, sollte der Räucherkessel aus dem Zimmer herausgetragen werden.

Das gebräuchlichste Räucherwerk und seine Verwendungen

Für Kinder: Ingwer, Grüne Minze, Petitgrain, Rose, Myrte

Konzentration und Willensstärke: Ingwer, Salbei, Zedernholz

Gebet, Andacht: Boronia, Jasmin, Neroli, Rose, Ylang-Ylang

Meditation: Bergamotte, Jasmin, Lavendel, Patschouli, Rose, Sandelholz, Ylang-Ylang

Meditation (mondgerichtet): Jasmin, Lavendel, Patschouli, Ylang-Ylang

Meditation (sonnengerichtet): Kiefer, Nelke, Orange

Reinigung: Limone, Muskatblüte, Sandelholz, Zimt, Zitrone

Heilzwecke, allgemein: Gaultherie (Wintergrün), Mandarine, Muskatblüte, Rose, Sandelholz, Wacholder, Zitrone

Physische Heilung: Mandarine, Muskatblüte, Poleiminze, Thymian, Zimt

Psychische Arbeit: Bergamotte, Lavendel, Petitgrain, Sandelholz, Zitronenkraut

Entspannung: Kajeput, Kiefer, Lavendel, Zitronenkraut

Musik: Geranium, Grüne Minze, Kiefer, Nelke

Geistige Heilung: Bergamotte, Kajeput, Lavendel, Rose, Sandelholz, Zitrone, Ylang-Ylang

Mahlzeiten, Festessen: Ingwer, Orange, Zitrone, Limone

Weibliche Reize: Bergamotte, Geranium, Jasmin, Lavendel, Rose, Ylang-Ylang

Männliche Reize: Ingwer, Kiefer, Wacholder, Zedernholz

Feste und Hochzeiten: Boronia, Jasmin, Neroli, Rose

Anregung des Denkvermögens: Kiefer, Rosmarin

Blütenessenzen

Bach-Blüten-Essenzen

Die Begriffe Blüten-Essenzen und Essentielle Öle (im Deutschen
eher »ätherische Öle«, Anm. d.Ü.) klingen zwar ähnlich, meinen
aber etwas ganz verschiedenes. Der Heilgedanke der Blüten-Essenzen liegt näher an der Idee der Homöopathie, wo der Wirkstoff durch Verdünnung potenziert wird. Blüten-Essenzen heilen
emotionale Störungen durch ihre sogenannten »Schwingungen«.
Es sind Blütenextrakte in Wasser, und man setzt sie ein, um Probleme des Geistes und der Seele zu bewältigen. Wer mit Blüten-
Essenzen arbeitet geht davon aus, daß das Wasser die Lebensenergie der Blüten in sich aufnimmt, und daß diese Lebenskraft
Schwingungen freisetzt, die für die Wiederherstellung der Gesundheit nützlich sind. Der Pionier auf dem Gebiet der Blüten-
Essenzen war Dr. Edward Bach (1886 – 1936), der seine Heilmittel aus den englischen Wildblüten gewann. Nach seinem Tod hat
sich das Interesse an Blüten-Essenzen international sehr stark entwickelt, und besonders in den USA und in Australien haben Heilpraktiker einheimische Heilmittel gefunden. Dr. Bach hat sich
nach seinen Universitätsstudien in Birmingham und London zunächst als praktischer Arzt niedergelassen, war aber bald von der
Schulmedizin enttäuscht. Er stellte nämlich fest, daß das Problem
nicht im Krankheitssymptom, sondern in der geistigen Verfassung seiner Patienten lag. Eine zeitlang befaßte er sich eingehend
mit der Bakteriologie, wo er auch hervorragende Leistungen er-
brachte, aber auch dies reichte ihm nicht tief genug. Krankheit
hatte sichtlich psychosomatischen Ursprung. Unsere Ängste,
unsere Sorgen und unsere Nöte schienen der Krankheit Tür und
Tor zu öffnen. Zu dieser Zeit stieß er auf die Arbeiten des deutschen Arztes Samuel Hahnemann (1755-1843), des Begründers
der Homöopathie, der gesagt hatte: »Der wichtigste Faktor bei
der Heilung ist der Patient selber.« Bach war von Hahnemanns
Buch: *Organon der Medizin* sehr beeindruckt und arbeitete eine

zeitlang am »Königlichen Londoner Homöopatischen Kranken-
haus«. Er wurde dort immer mehr in der Überzeugung bestärkt,
daß Patienten nicht auf der Basis ihrer körperlichen Gebrechen,
sondern vor dem Hintergrund ihrer emotionalen Verfassung
geheilt werden müßten. Auf der Suche nach geeigneten Heilmitteln für die Wiederherstellung des seelischen Gleichgewichts
suchte er nach Anleitung in der Natur. In seinem Buch: *Heile dich
selbst* (1931) schrieb er: »Zu den Heilmitteln, die hier empfohlen
werden, gehören solche, die von den schönsten Blumen und
Kräutern stammen, die man in der Apotheke der Natur finden
kann. Gott selber hat sie mit Heilkräften für Leib und Seele aus-
gerüstet.«

Bach kam im Jahre 1928 nach Wales und sammelte am Ufer
eines Gerbirgsbaches solche Blumen wie Springkraut, gefleckte
Gauklerblume und fand auch die Waldrebe. Aus diesen Proben
zog er Essenzen und gab sie seinen Patienten. Ermutigt durch die
Erfolge, die er von Anfang an mit seinen Heilmitteln erzielte, gab
er im Jahre 1930 seine Londoner Praxis auf und beschloß, statt-
dessen über Wiesen und durch Felder zu streifen, und dort auf
dem Lande nach Blüten zu forschen, die irgendeine Heilkraft
haben könnten. Zu seiner eigenen Überraschung bemerkte er, daß
die Eigenschaften einer blühenden Pflanze sich auf ihn übertru-
gen und seine Stimmung veränderten, wenn er nur seine Hände
über sie hielt. Die Eigenschaften dieser Pflanze wirkten manchmal positiv und manchmal negativ auf ihn. In sieben Jahren hatte
er 38 Blüten ausgesondert, die auf irgendeine Weise einen posi-
tiven Einfluß auf eine Reihe emotionaler Störungen ausübten, wie
z.B. Angst, Einsamkeit, Erschöpfung, Ungeduld, Intoleranz und
Ruhelosigkeit. Viele dieser Blumen wuchsen wild auf den
Feldern und blühten im hellen Sonnenschein. Bach nahm die
Köpfe der Blumen ab und ließ sie in einem Glasbehälter mit
Wasser schwimmen. Sie blieben dort drei Stunden lang, um wei-
terhin das Sonnenlicht aufzunehmen und einen Teil ihrer Lebenskraft dem Wasser mitzuteilen. Dann entfernte er die Blüten und
behielt das Wasser für spätere Verwendung. Bei Baumblüten hatte

er eine andere Vorgehensweise. Er legte die Blüten in eine keimfreie, mit Wasser gefüllte Pfanne, ließ das Wasser eine halbe Stunde lang sanft kochen, entfernte dann wieder die Blüten und füllte das Wasser in Flaschen ab, wobei er zumeist noch zum Zwecke der Konservierung etwas Kognac dazumischte. Dr. Bach fand für seine Heilmethode sieben Kategorien, die den sieben seiner Meinung nach wichtigsten emotionalen Seelenzuständen entsprachen. Und die zwölf Pflanzen, die er zuerst entdeckt hatte, nannte er die »Zwölf Heiler«.

Die 38 Heiler

Der folgende Text ist die unveränderte Beschreibung der 38 Heilmittel durch ihren Entdecker Dr. Edward Bach. Die ursprünglichen »Zwölf Heiler« sind, wie in seinem Werk mit einem Sternchen versehen. Im Unterschied zu diesem Original haben wir aber hier die botanischen Bezeichnungen hinzugefügt. Die 38 Heiler sind in folgende sieben Gruppen eingeteilt: 1. Für solche, die Angst haben. 2. Für solche, die unter Unsicherheit leiden. 3. Für diejenigen, denen das Interesse am Hier und Jetzt fehlt. 4. Für diejenigen, die unter Einsamkeit leiden. 5. Für alle, die sich übermäßig von Ideen und Trends beeinflussen lassen. 6. Für solche, die mutlos und verzweifelt sind. 7. Für diejenigen, die das Wohl anderer allzusehr zu ihrer eigenen Sorge machen.

Die englischen Namen der Essenzen sind im Folgenden ebenfalls aufgeführt, denn sie erleichtern den Einsatz der Essenzen, die zumeist mit ihren englischen Originalnamen im Umlauf sind.

1. Für solche, die Angst haben

ROCK ROSE (engl.)*
Sonnenröschen, gemeines *(Helianthemum nummularium)*
Der Nothelfer, Heilmittel für alle Notfälle und hoffnungslose Situationen. Bei Unfällen, plötzlicher Erkrankung, wenn der Patient große Angst hat oder seine Situation so ernst ist, daß alle um ihn herum sich sehr sorgen. Bei Bewußtlosigkeit Lippen anfeuchten. Vielleicht müssen weitere Mittel hinzugezogen werden, z.B. Waldrebe, wenn der Patient bewußtlos ist, in einem Zustand des Tiefschlafs sich befindet; oder, bei qualvollen Schmerzen: Odermenning usw.

MIMULUS (engl.)*
Gauklerblume, gelbe *(Mimulus guttatus)*
Bei Furcht vor den Nöten dieser Welt: Krankheiten, Schmerz, Unfällen, Armut, Dunkelheit, Einsamkeit, Unglück. Diese Ängste werden meistens still getragen, man behält sie für sich und spricht nicht frei mit anderen darüber.

CHERRY PLUM (engl.)*
Kirschpflaume *(Prunus cerasifera)*
Wenn jemand Angst davor hat, daß sein Denkvermögen überspannt ist und ihn die Unvernuft übermannt, daß er schreckliche Dinge tun könnte, obwohl er weiß, daß sie verkehrt sind und er sie auch gar nicht will, der Gedanke daran und der Trieb dahin ihn aber nicht loslassen.

ASPEN (engl.)
Espe, Zitterpappel *(Populus tremula)*
Bei vagen und unbekannten Ängsten, für die es keine plausible Erklärung gibt. Der Patient ist vielleicht voller Ängste, daß etwas Schreckliches passieren könnte, weiß aber nicht was. Diese vagen und unerklärlichen Ängste können einen ebenso am Tag wie in

der Nacht heimsuchen. Wer darunter leidet, mag sich häufig anderen nicht mitteilen.

RED CHESTNUT (engl.)
Rote Kastanie *(Aesculus carnea)*
Für solche, die sich nicht von der Sorge um andere befreien können. Meistens haben sie aufgehört, sich um ihrer selbst willen zu ängstigen, aber sie können sehr leiden, wenn sie sich vorstellen, es könnte der Person, die sie lieben, etwas zustoßen.

2. Für solche, die unter Unsicherheit leiden

CERATO (engl.)*
Bleiwurz *(Ceratostigma willmottianum)*
Wenn jemand nicht genügend Selbstvertrauen hat, um seine eigenen Entscheidungen zu treffen. Solche Leute suchen andauernd den Rat der anderen und sind oft schlecht beraten.

SCLERANTHUS (engl.)*
Knäuel, einjähriger *(Scleranthus annuus)*
Mal scheint das eine richtig, mal das andere, und manche Leute kommen deshalb nie zu einer Entscheidung. Meistens sind diejenigen, die darunter leiden, nicht daran interessiert, ihr Problem mit anderen zu besprechen.

GENTIAN (engl.)*
Enzian, bitterer *(Gentianella amarella)*
Wer sich leicht entmutigen läßt. Auch wenn die Krankheit zusehends verschwindet oder die Dinge des täglichen Lebens sich laufend verbessern, weckt die geringste Verzögerung oder der kleinste Rückschlag Zweifel und entmutigt solche Leute.

GORSE (engl.)
Stechginster *(Ulex europaeus)*
Wer ganz hoffnungslos ist und glaubt, daß keine Rettung mehr
möglich ist und nur unter Druck der Überredung oder um anderen
zu gefallen noch diese oder jene Behandlungsmethode ausprobiert.

HORNBEAM (engl.)
Hainbuche *(Carpinus betulus)*
Für diejenigen, die meinen, daß sie nicht genügend viel Kraft
haben, weder geistig noch körperlich, um die Last des Lebens zu
tragen. Sie erledigen ihre Aufgaben meistens ganz ordentlich.
Aber die täglichen Pflichten meinen sie nicht bewältigen zu
können. Solche Leute glauben manchmal, daß ihnen alles leichter fallen würde, wenn entweder der Körper oder der Geist irgendwie gestärkt würden.

WILD OAT (engl.)
Wald-Trespe *(Bromus ramosus)*
Für diejenigen, die etwas Großes leisten wollen, die Erfahrungen
suchen und das Leben so weit auskosten möchten, wie es in ihren
Möglichkeiten liegt. Ihr Problem liegt in der richtigen Berufswahl. Trotz großer Ambitionen haben sie keine eindeutige Begabung, die ihnen Richtung geben würde. Dadurch entstehen Verzögerungen und Unzufriedenheit.

3. Für diejenigen, denen das Intersse am Hier und Jetzt fehlt

CLEMATIS (engl.)*
Waldrebe, gemeine *(Clematis vitalba)*
Für diejenigen, die verträumt, schläfrig, nicht ganz da sind und
am Leben keinen großen Anteil nehmen. Es sind ruhige Menschen, nicht recht zufrieden mit ihren Lebensumständen und eher

auf die Zukunft als auf die Gegenwart gerichtet, in der Hoffnung auf bessere Zeiten, wo ihre Traumvorstellungen Wirklichkeit werden. Wenn sie krank sind, bemühen sie sich wenig um Besserung und wünschen sich manchmal sogar den Tod, weil sie glauben, daß es dann besser wird oder sie vielleicht eine geliebte Person wieder treffen, die sie verloren haben.

HONEYSUCKLE (engl.)
Geißblatt *(Lonicera caprifolium)*
Solche, die sehr stark in der Vergangenheit leben (vielleicht gab es für sie einmal eine glücklichere Zeit) oder in der Erinnerung an einen verlorenen Freund oder an ehrgeizige Pläne, die sich nicht verwirklicht haben. Sie haben die Hoffnung auf die Wiederkehr solchen Glücks aufgegeben.

WILD ROSE (engl.)
Hundsrose, Heckenrose *(Rosa canina)*
Für diejenigen, die ohne irgendeinen ersichtlichen Grund dem Leben resigniert gegenüberstehen und alle Geschehnisse an sich vorüberziehen lassen, unbeteiligt, hinnehmend, ohne Ergeiz etwas zu verbessern oder Freude zu finden. Ohne Klagen ergeben sie sich im Lebenskampf.

OLIVE (engl.)
Olive *(Olea europea)*
Für diejenigen, die geistig oder körperlich viel erdulden mußten und nun so erschöpft und abgenutzt sind, daß sie sich keiner Anstrengung mehr gewachsen fühlen. Das tägliche Leben ist für sie harte Arbeit ohne Freuden.

WHITE CHESTNUT (engl.)
Weiße Kastanie *(Aesculus hippocastanum)*
Diejenigen, die es einfach nicht schaffen, sich Gedanken, Ideen, Argumente, mit denen sie sich nicht befassen wollen, aus dem Kopf zu schlagen. Das geschieht vor allem in den Zeiten, in denen

das Interesse am Hier und Jetzt nicht lebendig genug ist, um den Verstand und die Phantasie damit zu beschäftigen. Sorgenvolle Gedanken nisten sich ein oder, wenn sie einmal verdrängt worden sind, kommen sie zurück als drehe sich das Denken im Kreis. Man zermartert sich das Gehirn, findet keinen Frieden und kann sich weder auf die vorliegende Arbeit noch auf irgendwelche freudigen Ereignisse konzentrieren.

MUSTARD (engl.)
Ackersenf *(Sinapis arvensis)*
Für solche, die den Zeiten der Trübsal oder Verzweiflung so verhaftet sind, als überschatte sie eine dunkle kalte Wolke und hielte von ihnen jedes Licht und alle Lebensfreude fern. Solche Trübsalsanfälle finden häufig keinerlei Erklärung, und es ist fast unmöglich, glücklich oder fröhlich daraus hervorzuschauen.

CHESTNUT BUD (engl.)
Kastanienknospen *(Aesculus hippocastanum)*
Für diejenigen, die von der Möglichkeit des Beobachtens und Erfahrens keinen rechten Gebrauch machen und deshalb länger als andere brauchen, um aus dem Leben irgendwelche Lehren zu ziehen. Sie brauchen mehr Erfahrungen als andere, um ihre Lektionen zu lernen und manche machen mehrmals den gleichen Fehler – zu ihrem eigenen Bedauern –, denn sie wissen, daß die einmalige Erfahrung oder die Beobachtung anderer auch schon gereicht hätte.

4. Für diejenigen, die unter Einsamkeit leiden

WATER VIOLET (engl.)*
(Sumpf-)Wasserfeder *(Hottonia palustris)*
Für solche, die, ob sie gesund sind oder krank, allein sein mögen: ruhige Leute, die wenig Lärm verbreiten, wenig und jedenfalls freundlich reden, die unabhängig sind, fähig und selbstbestimmt,

beinahe frei von jeder Abhängigkeit vom Urteil anderer. Sie sind distanziert, lassen anderen ihren Frieden und gehen ihrer Wege. Oft sind es kluge und talentierte Menschen, deren Ruhe und innerer Frieden ein Segen für die Umwelt ist.

IMPATIENS (engl.)*
Springkraut, drüsiges *(Impatiens glandulifera)*
Für Menschen, die, schnell im Denken und im Handeln, alles ohne Verzögerung erledigt haben wollen. Wenn sie krank sind, wollen sie unbedingt schnell wieder auf die Beine kommen. Geduld mit langsamen Zeitgenossen fällt ihnen sehr schwer, denn sie sehen nur den Zeitverlust. Sie werden sich bemühen, solche Menschen mit allen Mitteln auf Trab zu bringen. Häufig ziehen sie es vor, alleine zu denken und zu arbeiten, um ihr eigenes Tempo beizubehalten.

HEATHER (engl.)
Heidekraut *(Calluna vulgaris)*
Menschen, die um jeden Preis die Gesellschaft anderer suchen, weil sie ihre Angelegenheiten unbedingt durchdiskutieren müssen – egal mit wem.

5. Für alle, die sich übermäßig von Ideen und Trends beeinflussen lassen

AGRIMONY (engl.)*
Odermenning, gemeiner *(Agrimonia eupatoria)*
Joviale, heitere, humorvolle Menschen, die friedliebend sind und Streit und Zank nicht leiden können und viel dafür geben, beides zu vermeiden. Im allgemeinen haben sie Sorgen, sind ruhelos und zermartern ihren Geist oder ihren Körper, aber sie verbergen ihre Sorgen hinter Humor und Clownerie und jeder möchte sie gerne zum Freund haben. Häufig machen sie exzessiven Gebrauch von Alkohol oder Drogen, um sich zu stimulieren und um ihre Bürde mit der gewünschten Heiterkeit zu tragen.

CENTAURY (engl.)*
Tausendgüldenkraut, zierliches *(Centaurium erythraea)*
Nette, ruhige, freundliche Menschen, die nicht müde werden,
anderen Dienste zu erweisen. Dabei überschätzen sie ihre eigenen
Kräfte. Ihr Bedürfnis, Gefallen zu tun ist so übermächtig, daß sie
eher zu Sklaven als zu willkommenen Helfern werden. Dabei verlieren sie ihre ureigensten Aufgaben im Leben aus den Augen.

WALNUT (engl.)
Walnußbaum *(Juglans regia)*
Für Menschen mit fest umrissenen Idealen und Ambitionen, die
sie auch fest verfolgen, von denen sie aber manchmal versucht
sind abzuweichen, wenn sie auf den Enthusiasmus, die Überzeugung oder die starke Meinung anderer stoßen. Das Heilmittel verhilft zu Beständigkeit und Unabhängigkeit von äußeren Einflüs-
sen.

HOLLY (engl.)
Stechpalme *(Ilex aquifolium)*
Für Menschen, die manchmal von Empfindungen der Eifersucht,
des Neides, der Rachsucht oder des Mißtrauens überwältigt
werden und überhaupt gegen Verdruß. Solche Menschen leiden
nämlich sehr häufig ohne ersichtlichen äußeren Grund.

6. Für solche, die mutlos und verzweifelt sind

LARCH (engl.)
Lärche *(Larix decidua)*
Solche, die sich als weniger gut oder fähig betrachten als die Menschen um sie herum. Sie erwarten geradezu ihr eigenes Versagen,
rechnen von vornherein nicht mit Erfolg und versuchen dement-
sprechend erst gar nicht ernsthaft, auf Erfolg hinzuarbeiten.

PINE (engl.)
Föhre *(Pinus sylvestris)*
Für Menschen, die sich ständig selbst des Versagens bezichtigen.
Auch wenn sie erfolgreich sind, behaupten sie, daß sie mehr
hätten leisten können, und sie sind nie zufrieden, sei es mit dem
Einsatz, den sie geleistet haben oder mit dem Erfolg. Sie arbeiten
sehr hart und leiden an allen möglichen Mängeln, die sie sich an-
dichten. Wenn ein Fehler auftritt und eine andere Person ihn ver-
ursacht hat – selbst dann übernehmen sie die Verantwortung
dafür.

ELM (engl.)
Ulme *(Ulmus procera)*
Diejenigen, die gute Arbeit leisten, folgen dem Anspruch, den das
Leben an sie stellt. Sie hoffen, einen wichtigen Beitrag zu leisten,
und oft geschieht es wirklich zum Wohl der ganzen Menschheit.
Trotzdem kommt es vor, daß sie mutlos werden und in Depres-
sionen verfallen, weil sie sehen, daß die Aufgabe zu schwer ist
und die menschlichen Fähigkeiten übersteigt.

SWEET CHESTNUT (engl.)
Edelkastanie *(Castanea sativa)*
Für die Augenblicke im Leben, in denen eine Qual so groß wird,
daß man sie nicht mehr ertragen zu können glaubt. Der Körper
oder der Geist geraten dann an die Grenzen ihres Standvermö-
gens, nichts als Zerstörung und Vernichtung scheint mehr übrig
zu sein.

STAR OF BETHLEHEM (engl.)
Milchstern, doldenständger *(Ornithogalum umbellatum)*
Menschen in großer Not und in Lebenslagen, die zeitweise große
Verzweiflung hervorrufen. Der Schock nach schrecklichen Nach-
richten, der Verlust eines lieben Menschen, die Angst, die nach
Unfällen eintritt und so ähnlich. Wer sich in solcher Lage dagegen
wehrt, getröstet zu werden, dem hilft dieses Heilmittel.

WILLOW (engl.)
(Dotter-) Weide *(Salix alba ssp. vitellina)*
Für alle, denen Widrigkeiten und Unglück widerfahren ist und
denen es schwerfällt, ohne Murren und Groll damit fertig zu
werden, weil sie das Leben nämlich danach beurteilen, wie lük-
kenlos erfolgreich es verläuft. Sie empfinden derartig massive
Widerstände als ungerecht, und es verbittert sie. In der Folge verlieren sie ihr Interesse an Dingen, die sie früher aktiv genossen
haben.

OAK (engl.)
(Stiel-) Eiche *(Quercus robur)*
Für diejenigen, die sich bemühen und dafür kämpfen, wieder
gesund zu werden, oder auch, die täglichen Pflichten zu bewältigen. Sie werden alle Möglichkeiten durchprobieren, auch wenn
ihr Fall hoffnungslos erscheinen mag. Sie werden kämpfen, denn
sie wollen nicht zulassen, daß die Krankheit sie an der Erfüllung
ihrer Pflichten hindert. Sie sind tapfer, müssen erhebliche
Schwierigkeiten überwinden und verlieren dabei weder ihre Wil-
lenskraft noch ihre Hoffnung.

CRAB APPLE (engl.)
Apfel *(Malus sylvestris)*
Dieses Heilmittel dient der Reinigung. Es nützt allen, die unter
dem Gefühl leiden, etwas nicht ganz Reines an sich zu haben.
Häufig handelt es sich dabei um etwas offenkundig Nebensäch-
liches. In anderen Fällen steht hinter der vordergründigen Unrein-
heit, welche die ganze Aufmerksamkeit beansprucht, eine viel
ernstere Krankheit, die unbeachtet bleibt. In jedem Fall sind die
hier angesprochenen Menschen bemüht, die eine Sache, auf die
sie sich gänzlich fixiert haben, loszuwerden. Wenn die Behandlung fehlschlägt, verzagen sie. Apfel-Essenz reinigt auch
Wunden, wenn der Patient zu der Annahme neigt, daß ein Gift in
die Wunde hineingekommen ist und herausgezogen werden muß.

7. Für diejenigen, die das Wohl der anderen allzusehr zu ihrer eigenen Sorge machen

CHICORY (engl.)*
Zichorie, Wegwarte *(Chicorium intybus)*
Für diejenigen, die sich allzu viele Gedanken um das Wohl der anderen machen; sie neigen dazu, sich übermäßig viel zu sorgen: um die Kinder, die Verwandten, die Freunde. Immer finden sie etwas, das in Ordnung gebracht oder verbessert werden sollte. Sie genießen es direkt, andauernd einzugreifen, wo sie etwas verkehrt laufen sehen. Dabei wollen sie diejenigen, für die sie sorgen, immer in ihrer Nähe haben und um sich wissen.

VERVAIN (engl.)*
Eisenkraut *(Verbena officinalis)*
Für Leute mit fixen Ideen und Prinzipien, an denen sie festhalten. Solche Menschen sind begeisterte Missionare. Wenn sie einmal von den Dingen, die sie lehren, überzeugt sind, dann sind sie darin willensstark und mutig. Wenn sie krank sind, kämpfen sie oft lange, nachdem andere bereits das Handtuch geworfen hätten.

VINE (engl.)
Weinrebe *(Vitis vinifera)*
Ist für fähige, selbstsichere und erfolgsbewußte Menschen. Da sie sich ihrer Sache so sicher sind, glauben die fest, daß es allen anderen nur zum Besten gereichen würde, wenn man sie überreden könnte, ebenso zu handeln wie sie es selber machen bzw. für richtig halten. Selbst wenn sie krank sind, versuchen sie noch, ihre Aufwärter anzuleiten.

BEECH (engl.)
Rotbuche *(Fagus sylvatica)*
Diese Essenz hilft Menschen, die gerne etwas mehr das Gute und Schöne in allen sie umgebenden Dingen und Menschen sehen

wollen. Obwohl so vieles falsch zu laufen scheint, möchten sie die Fähigkeit behalten, das Gute im Inneren heranwachsen zu sehen. Auf diese Weise wollen sie dazu kommen, toleranter und nachsichtiger zu sein und verstehen, daß die Dinge und jeder einzelne Mensch auf unterschiedlichen Wegen auf das Ziel ihrer eigenen letzten Vollendung hinarbeiten.

ROCK WATER (engl.)
Quellwasser *(sonnenbestrahltes Quellwasser)*
Hilft Menschen, die sich in ihrem Leben an sehr strenge Regeln halten. Sie verzichten auf viele Freuden und Genüsse des Lebens, weil sie glauben, daß diese sie an der Erfüllung ihrer Aufgaben hindern. Diese Menschen sind ihre eigenen strengen Meister. Sie verlangen von sich selber, daß sie gesund, kräftig und aktiv sind und werden alles tun, was sie in diesem Zustand bewahren kann. Sie sehen sich gerne als Vorbilder, die andere zur Nachahmung anregen.

Die Verwendung der Bach-Blüten Heilmittel

Wenn sie ihre Persönlichkeitsstruktur erfaßt haben und wissen, welchen emotionalen Problemen sie gegenüberstehen oder in welcher Streßsituation sie sich befinden, dann ist der erste Schritt die Wahl des richtigen Blütenkonzentrates. Von diesem werden dann zwei oder drei Tropfen unter der Zunge oder mit etwas Quellwasser vermischt und langsam bis zur spürbaren Besserung getrunken, beziehungsweise viermal am Tag: beim Aufstehen, zwischen den Mahlzeiten und beim Zubettgehen. Das Bach-Zentrum empfiehlt, die Fläschchen gut verschlossen zu halten und vor extremen Temperaturen und Licht zu schützen.

Notfalltropfen

In den dreißiger Jahren hat Bach eine Formel entwickelt, die unter dem Namen »Notfalltropfen« (Rescue Remedy) bekannt geworden ist. Die Notfall-Tropfen sind eine Kombination von fünf Pflanzenheilmitteln aus der Serie der 38: Kirschpflaume, Waldrebe, Springkraut, Sonnenröschen und Milchstern. Es ist das einzige kombinierte Heilmittel unter den Bach-Mitteln, und man sagt ihm eine außerordentlich beruhigende und stabilisierende Wirkung in Streßsituationen nach, z.B. nach Unfällen, schmerzlichem Verlust, usw.

Das Bach-Zentrum

Dr. Bach hat die letzten beiden Jahre seines Lebens in Sotwell, Oxfordshire verbracht. Nach seinem Tod haben Victor Bullen und Nora Weeks seine Arbeit fortgeführt. Als diese in den Jahren 1978 und 1975 starben, übernahmen Nickie Murray und ihr Bruder John Ramsell, die derzeitigen Kuratoren, die Verwaltung des Bach-Zentrums. Die Bach-Blüten werden heute noch an den Standorten der Wildblumen gesammelt und nach der Methode Bachs zubereitet. Der Begriff »Bach-Blüten Heilmittel« steht unter Namenschutz, und nur über das Bach-Zentrum in Sotwell sind authentische Bach-Mittel zu beziehen. Im deutschsprachigen Raum wird das Bach-Zentrum in der Eppendorfer Landstraße, 2000 Hamburg 20 vertreten.

Blüten-Essenzen
in den USA

Natürlich haben sich in anderen Teilen der Welt eigene Zugänge zu den Blüten-Essenzen gefunden, und besonders in den Vereinigten Staaten und in Australien hat es bemerkenswerte Entwicklungen gegeben. Wie Bach in seinem Buch: *Ihr leidet an euch selbst* (1931) bemerkt hat, »Liegt das Geheimnis der Wirkkraft dieser Mittel in ihrer Fähigkeit, unsere Schwingungen zu verfeinern und für den Empfang unseres geistigen Selbst durchlässig zu werden.« Das entspricht sehr weitgehend dem Ansatz der Blüten-Essenzen Therapeuten der New-Age-Bewegung. Shelley Merritt-Summers von der Santa Fe Flower Connection in New Mexico drückt denselben Gedanken folgendermaßen aus:

»Wenn man eine Essenz in den Körper aufnimmt, dann nimmt man damit die Lebenskraft und Schwingung dieser Pflanze auf. Dadurch kommt es zu einer Wechselwirkung mit den Schwingungen der betreffenden Seele. Diese Wechselwirkung äußert sich, je nach der beabsichtigten Wirkung und der gewählten Essenz z.B. darin, daß Freude in den Körper hineingezogen, oder Ärger aus dem Körper hinausgestoßen wird«. (Health Foods Business, 1986:46) Die 230 Mischungen aus Blüten-Essenzen, die über die Santa Fe Flower Connection erhältlich sind, umfassen einen viel weiteren Bereich als die Bach-Mittel. Sie schließen z.B. Pflanzen ein, die so typisch für den Südwesten sind wie Berberitze (Entschlossenheit), Katzenohr (Einheit, Vollständigkeit in den Beziehungen), Prachtkerze (Butterfly Weed: Entwicklung spiritueller Sensibilität) und Schweifblume (Golden Banner: Veränderung verkrusteter Haltung und Verhaltensweisen). Der Pflanzenkundler Richard Katz und seine Kollegin Patricia Kaminski gehören ebenfalls zu den Pionieren. Katz hat im Jahre 1979 die Flower-

Essence Society (FES) gegründet, und seit 1980 betreiben er und Patricia Kaminski von Nevada City aus die Gesellschaft als Zentrum für Ausbildung und Forschung in Sachen Blüten-Essenzen. Die beiden Praktiker haben sich weitgehend von Bach leiten lassen, schreiben aber auch andererseits in ihrem Artikel »Flower Essences – Nature's Healing Language« (Blüten-Essenzen – die Heilsprache der Natur): »Bach hat nicht sehr viel Auskunft darüber gegeben, wie er die Essenzen gewonnen hat, und er hat auch nicht öffentlich eine Methodologie entwickelt, nach der andere ihm darin folgen könnten, die Sprache der Blumen zu enträtseln. Einem Bedürfnis folgend hat die Flower Essence Society sich zum Ziel gesetzt, eine wissenschaftliche Methode für die Untersuchung des feinstofflichen Bereichs der Pflanzen zu entwickeln, um Erkenntnisse darüber zu gewinnen, auf welche Weise Blumen-Essenzen auf Körper und Seele im Menschen wirken. Wie Shelley Merritt-Summers, so betonen auch Katz und Kaminski den geistigen Aspekt der Blüten-Essenzen und halten ihn für den eigentlich wichtigen Faktor bei der Suche nach der inneren Entwicklung: »Weil die Blüten-Essenzen so zutiefst innerlich wirken, benötigt man bei ihrer Verwendung eine ganz andere Bewußtheit als bei der konventionellen Medizin oder auch bei vielen holistischen Heilmitteln. Blüten-Essenzen werden danach ausgesucht, wie sie den Menschen bei ihrem nächsten Schritt behilflich sein könnten: Begrenzungen zu überwinden und brachliegendes Potential zu nutzen. Dafür benötigt man eine sehr genaue Einschätzung der entsprechenden Personen, denn es sollen diejenigen Essenzen gewählt werden, die auf die notwendigen Veränderungen im Seelenleben der Betreffenden zielen. Dies kann zu dem Phänomen führen, das in der Literatur »Bewußtheitskrise« genannt wurde, wobei man ein Problem erst einmal auf die Spitze treibt, bevor es bewältigt wird«. Katz hat bereits 1978 damit angefangen, aus kalifornischen Wild- und Gartenblumen Essenzen zu ziehen. Später teilte er seine Untersuchungsergebnisse mit Freunden, Heilpraktikern, Patienten. Mit der Zeit wurden die Heilmittel unter dem Namen »Kalifornische

Blüten-Essenzen« bekannt. 1980 entschied er sich dann dafür, 24 dieser Essenzen öffentlich zu vertreiben. Durch die Flower Essence Society entstand ein sehr wirkungsvolles Informationsnetz. Von diesen 24 Blüten-Essenzen sind elf aus heimischen Wildblüten gewonnen (Kalifornischer Mohn, Iris, Korbblütler der Gattung Madie, Bartfaden, Katzenohr, Weiße Schafgarbe, Brombeere, Bärenträuble, Wermut-Salbei, Rote Gauklerblume und eine andere Gauklerblumenart); fünf sind akklimatisierte Wildblumen (Kamille, Besenginster, Wiesenklee, Kleine Brunelle und Platt-Erbse) und acht sind Gartengewächse (Borretsch, Fuchsie, Rosa Schafgarbe, Sonnenblume, Dill, Trichterwinde, Kapuzinerkresse und Margerite).

Die 24 kalifornischen Heilblumen und ihre Wirkrichtung

PENSTEMON (engl.)
Bartfaden-Art violett/blau *(Penstemon davidsonii)*
Durchhaltevermögen in Beziehungen und in schwierigen Situationen; hilft Selbstzweifel überwinden und Herausforderungen annehmen.

SCOTCH BROOM (engl.)
Besenginster, gelb *(Cytisus scoparius)*
Motivierend; Ausdauer, Überwindung von Pessimisums und Mutlosigkeit.

BORAGE (engl.)
Borretsch, blau *(Borago officinalis)*
Zuversicht in Gefahrensituationen und bei Herausforderung; gibt Mut und Kraft, Enttäuschungen und Kummer zu überwinden.

BLACKBERRY (engl.)
Brombeere, weiß/rosa *(Rubus ursinus)*
Überwindung von Trägheit, Gedanken werden in Taten umgewandelt. Hilft, die schöpferischen Impulse zu nützen.

SELF-HEAL (engl.)
Kleine Brunelle, violett *(Prunella vulgaris)*
Fähigkeit, sich selbst anzunehmen, Selbstvertrauen; baut die eigenen Kräfte auf.

DILL (engl.)
Dill, gelb *(Anethum graveolens)*
Hilft, die Sinneseindrücke anzunehemen und einzuordnen, besonders bei Überfrachtung mit Ereignissen.

FUCHSIA (engl.)
Fuchsie, rot/purpur *(Fuchsia hybrida)*
Entwickelt Gewahrwerden (Gegenwärtigkeit) und hebt emotionale Blockaden auf.

STICKY MONKEYFLOWER (engl.)
Gauklerblumen-Art, orange *(Mimulus aurantiacus)*
Aufmerksamkeit auf dem Gebiet der Sexualität; hilft, die Furcht vor Nähe und Intimität zu überwinden und sexuelle Erregung und liebevolle Gefühle miteinander in Einklang zu bringen.

IRIS (engl.)
Iris, blau/violett *(Iris douglasiana)*
Für künstlerische und schöpferische Inspiration; hilft, die Empfindung der Frustration und der Begrenztheit zu überwinden.
CALIFORNIA POPPY (engl.)

Kalifornischer Mohn, golden *(Eschscholzia californica)*
Stellt innere Ausgeglichenheit her und hilft, Ruhelosigkeit in der Suche nach außen zu beruhigen. Führt zu der Einsicht, daß das tiefere spirituelle Wissen im eigenen Herzen verborgen ist.

CHAMOMILE (engl.)
Kamille, weiß/gelb *(Anthemis cotula)*
Innere Ruhe und Sachlichkeit und die Lösung emotionaler Spannungen; hilft auch bei Schlaflosigkeit und Nervosität.

NASTURTIUM (engl.)
Kapuziner-Kresse, orange/rot *(Tropaeolum majus)*
Vitalität und Emotionalität; hilft bei allzu großer Tendenz zu intellektualisieren.

MANZANITA (engl.)
Bärentraube, weiß/rosa *(Arctostaphylos viscida)*
Fördert die Bereitschaft, den Körper und die materielle Welt überhaupt anzunehmen. Hilft denen, die mit der Welt der Dinge Schwierigkeiten haben.

STAR TULIP (engl.)
Katzenohr, weiß/purpur *(Calochortus tolmiei)*
Überwindung der Widerstände gegen die eigene Innerlichkeit und gegen die Spiritualität im allgemeinen; fördert Empfindsamkeit und Empfänglichkeit.

SCARLET MONKEYFLOWER (engl.)
Gauklerblume, rot *(Mimulus cardinalis)*
Unterstützt den Mut, machtvollen Gefühlsausbrüchen standzuhalten und sie ins Gleichgewicht zu bringen.

MADIA (engl.)
Kornblütler der Gattung Madie, gelb/rote Flecken *(Madia elegans)*
Konzentration und Aufmerksamkeit im Detail; hilft denjenigen, die sich leicht ablenken lassen.

SHASTA DAISY (engl.)
Margerite, weiß/Mitte gelb *(Chrysanthemum maximum)*
Bringt unterschiedliche Ideen zu einem sinnvollen Ganzen.

SWEET PEA (engl.)
Platt-Erbse, rot/purpur *(Lathyrus latifolus)*
Bei Entfremdung von der Gesellschaft und Konflikten; verhilft zu Verantwortungssinn und Gefühl der Zugehörigkeit.

PINK YARROW (engl.)
Schafgarbe, rosa/purpur *(Achillea millefolium)*
Für alle, die anderen Menschen psychische oder emotionale
Energie abziehen; hilft auch, emotionale Überempfindlichkeit
abzubauen.

YARROW (engl.)
Schafgarbe, weiß *(Achillea millefolium)*
Zur Stärkung des inneren Lichts bei Überempfindlichkeit gegen-
über Disharmonie und Negativität; hilft denen, die sich verletz-
lich fühlen.

SUNFLOWER (engl.)
Sonnenblume, gelb *(Helianthus annuus)*
Individualität ohne Egoismus; hilft auch, Beziehungen zu sogenannten Vaterfiguren im Gleichgewicht zu halten und das männliche Element im Seelenhaushalt zu unterstützen.

MORNING GLORY (engl.)
Trichterwinde, blau/purpur *(Ipomoea purpurea)*
Vitalität; unterstützt die Wendigkeit und bringt bei Ruhelosigkeit
Frieden. Hilft sprunghaften Naturen und bricht unerwünschte Ge-
wohnheiten.

SAGEBRUSH (engl.)
Wermut-Salbei, gelb *(Artemesia tridentata)*
Hilft, fahren zu lassen, was für das Leben überflüssig oder un-
wichtig ist: Wahnbilder von einem selbst und Erwartungen.

RED CLOVER (engl.)
Wiesenklee, rosa/rot *(Trifolium pratense)*
Ein Mittel gegen Panik oder Hysterie; verhilft zu Ausgeglichen-
heit in emotional aufgeladenen Gruppensituationen.

Katz behauptet nicht, daß seine ersten 24 Essenzen ein vollständiges System darstellen oder daß sie die 38 Bach'schen Essenzen ersetzen können. »Es handelt sich vielmehr um eine Erweiterung des bestehenden Repertoires an Blumen-Essenzen, ein Eingehen auf die Anforderungen der Zeit. Sie ermöglichen es dem Heilpraktiker, eine gezieltere Auswahl der wirkungsvollsten Essenzen zu treffen – je nach dem individuellen Bedarf und den Zeitumständen. Dies ist ein Schritt in Richtung auf ein allgemeines Verständnis von Blumen-Essenzen und eine Einladung an alle Forschenden und Praktizierenden, die sich hierfür begeistern können, an der Entdeckung und Entwicklung mitzuarbeiten.« (The Flower Essence Journal, 4:69) Seit 1981 gibt die FES auch eine regelmäßige Einschätzung anderer Blüten-Essenzen heraus. So wurden z.B. der rauhe Sonnenhut, die kalifornische Schlauchpflanze, die kalifornische Heckenrose, Goldrute, Indianischer Malpinsel, Zittergras, Riesensäulenkaktus, Heiliges Kraut und Zinnkraut beurteilt. Veröffentlicht werden die Details dieser Untersuchungsergebnisse in der Zeitschrift *The Flower Essence Journal*.

Das System der Kalifornischen Blüten-Essenzen wurde inzwischen auf 78 Essenzen erweitert. Informationen erhalten Sie bei Janet und Walter Hugelshofer, Hauptstraße 11, CH-4655 Stüsslingen.

Blüten-Essenzen
in Australien

Wie in den Vereinigten Staaten so hat auch in Australien die Erforschung der Blüten-Essenzen den Beigeschmack des Neuen Zeitalters. Deshalb wird sie oft mit anderen holistischen Therapieformen in Zusammenhang gebracht. Vaasudeva Barnao z.B., der bekannte Blüten-Essenzen Therapeut aus West-Australien, benützt auch Farben in seiner Praxis; Ian und Kristin White aus Sidney stützten sich auf »Channeling-Techniken«, die sie manchmal inuitiv zu den am besten geeigneten Wildblumen führen; und der Queensländer Roy Victor Love verdankt die Inspiration bei der Zubereitung seiner Blüten-Mittel einer »göttlichen Kraft«. Bei alledem bleibt für diese Praktiken der Bezug zu der Pionierarbeit von Dr. Bach unbestritten. Sie betrachten ihre Entdeckungen neuer Heilmittel nur als eine Ergänzung durch einheimische Pflanzen. Vaasudeva Barnao ist der Meinung, daß es außerdem noch viele Seelenzustände und geistige Verfassungen gibt, die von den Bach-Blüten-Mitteln nicht angesprochen werden und daß die australischen Wildpflanzen sehr häufig diese Lücke füllen können. Außerdem pflückt er die Blüten nicht, sondern nutzt lieber die Schwingung der lebendigen Pflanze. In einem Interview, das er kürzlich Cheryl Lange gab, erklärte Barnao, daß viele Pflanzen durch das Pflücken Leid zu erfahren scheinen. »Meine Erfahrung hat mich gelehrt, daß diese Schwingung ebenfalls in das Heilmittel eingeht«. (Nature & Health Vol. 7 No.1) In anderer Hinsicht wiederum ähnelt Barnaos Methode derjenigen von Dr. Bach. Auch er bringt die Pflanzen mit Wasser in Kontakt, im vollen Sonnenlicht, und bereitet einen »Mutter-Stamm« daraus, von dem weitere Tränke gemacht werden können. Barnao fühlt sich zum Heilen mit Farben hingezogen, weil ihm die Bedeutung der Pflanzenformen und -farben als Bestandteil ihrer Heilkraft einleuchtet. Er ordnet auch die symbolischen Farben den Akupressurpunkten und den Schnittpunkten der feinstofflichen Energieflüsse (Chakras) zu. Vaasudeva Barnao hat inzwischen etwa 60 Blumen-Essenzen für seine Heilzwecke bestimmt. Unter anderen gehören dazu: Silver princess gum (gegen Apathie); Golden glory grevillea (für diejenigen, die sich selbst im Wege stehen); Veronica (gegen Einsamkeitsempfinden); Menzies banksia (damit vergangenes Leid das gegenwärtige Leben nicht beeinträchtigt); Geraldton wax (zur Entfaltung geistiger Unabhänigkeit); Correa (bei innerer Unzufriedenheit); Formosa orange (um die »Sanftheit des Lebens« zu erfahren) und Pincushion hakea (für diejenigen, die unter fixen Ideen leiden). Roy Victor Love hatte von den Bach-Mittel in den fünfziger Jahren gehört und zwar durch einen Freund der Familie, Dr. J. R. Atcherley. Atcherley stand in engem Kontakt mit Nora Weeks vom Bach-Zentrum in England, und nach Atcherley's Tod übernahm Love's Mutter den Vertrieb der Bach'schen Heilmittel, aber Roy Love interessierte sich zunehmend für die Schriften von Bach und benützte die Mittel jahrelang selber. Inzwischen ist Love der Überzeugung, daß die Blüten-Mittel über die Geschmacks- und Geruchsnerven dazu beitragen, den emotionalen Bereich im Gehirn so fein zu stimmen, daß sich eine Harmonie zwischen Geist und Seele einstellen kann. Im Jahre 1961 hatte Love bei einem Spaziergang im australischen Busch ein eigenartiges Erlebnis. Er hatte sich etliche Meilen von zu Hause entfernt, als er plötzlich Opfer eines gewaltigen Moskito-Angriffs wurde. Zunächst bemächtigte sich seiner eine panikartige Angst, aber dann spürte er, daß irgendein Gegenmittel in der Nähe sein mußte. Zehn Minuten lang suchte er fluchtartig nach diesem Mittel, bis er plötzlich auf die Moreton Bay Zypresse stieß, die in voller Blüte stand. In seinem Buch, das 1986 erschienen ist, berichtet er darüber auf S. 7: »Die Blüten dieses Baumes wirkten äußerst beruhigend auf meinen verstörten Verstand. Ich nahm ein paar Blüten in den Mund, und schon konnte ich die Belästigung durch die Mücken ertragen. Kurz darauf habe ich dann aus einigen dieser Blüten die Essenzen gewonnen, indem ich sie etwa 20 Minuten kochte. Damals wußte ich noch nicht, daß dies der Anfang der »Heimischen Blüten-Tränke« sein sollte.« Tatsächlich hat Love das Spektrum seiner Heilmittel erst viele Jahre nach diesem Erlebnis, nämlich in den frühen achtziger Jahren erweitert, wobei er weitgehend die Bach'sche Sonnenlicht-Technik verwendet. Drei Arten müssen gekocht werden: die Banksie, die Moreton Bay Zypresse und die Crepe myrthe.

Roy Victor Love's Blüten-Extrakte

AGERATUM (engl.)
Leberbalsam *(Ageratum houstonianum)*
Bei Einsamkeit und Introvertiertheit, die auf Isolation zurückzuführen ist.

BANKSIA (engl.)
Banksie, »Bankskiefer« *(Banksia integrifolia)*
Kinder und Erwachsene, die durch eine Verletzung oder Krankheit verunsichert sind.

BROWN KNAPWEED (engl.)
Flockenblume *(Centaurea jacea)*
Bei Unentschlossenheit und mangelndem Selbstvertrauen; hilft auch denjenigen, die sich durch anderer Leute Auftreten leicht verunsichern lassen.

CREEPING LANTANA (engl.)
Wandelröschen *(Lantana montevidenis)*
Hilft Gefühlen der Liebe zur Entfaltung und besänftigt persönliche Streitigkeiten, besonders bei Kindern.

CREPE MYRTLE (engl.)
Indische Lagerstroemie *(Lagerstroemia indica)*
Bei aufkommender Intoleranz und Enttäuschung über die
Haltung, die andere einnehmen.

DAY LILY (engl.)
Taglilie *(Hemorocallis aurantiaca)*
Bei scheinbar unüberwindlichen Schwierigkeiten, für die eine
maßvolle Perspektive gefunden werden muß.

IVORY CURL FLOWER (engl.)
»Ivory Curl Flower« *(Buckinghamia celsissima)*
Hilft, irrationale Ängste und deren unverstandene Ursachen auf
den Punkt zu bringen.

MORETON BAY CYPRESSE (engl.)
Moreton Bay Zypresse *(Callitris collumelaris)*
Bei Panik, Unwohlsein oder Rastlosigkeit, bei Insektenstichen
und auch bei zahnenden Kindern.

PERSICARIA (engl.)
Knöterich *(Polygonum lapathifolium)*
Verleiht klaren Kopf in Streßzeiten, fördert positive Impulse und
Entschlüsse.

QUEEN OF THE NIGHT CACTUS (engl.)
Kaktusart »Königin der Nacht« *(Epiphyllum strictum)*
Beschwichtigt Schuldgefühle wegen spiritueller Überzeugung
und hilft denen, deren Gesundheit nach einer Krise an einem
dünnen Faden hängt.

SENSITIVE PLANT (engl.)
Sumpflanze *(Mimosa pudica)*
Überwindet Scheu, Einsamkeit, Introvertiertheit.

TANSY (engl.)
Rainfarn *(Tanacetum vulgare)*
Hilft aus tiefen Depressionen heraus, zerstreut Zweifel, die einen
hindern, mit anderen positive Beziehungen einzugehen.

WILD CARROT (engl.)
Karotte *(Daucus carota)*
Für alle, die mit ihren Kollegen nicht gut und leicht kommunizie-
ren können und sich immer als Außenseiter betrachten.

Ian und Kristin White

Interessant sind auch die Forschungsarbeiten des Naturheilkund-
lers Ian White und seiner Frau Kristin, die bei der Entdeckung
und Zuordnung ihrer »Australischen Busch-Essenzen« ganz intuitiv vorgehen. Ian White kommt aus einer Familie, die von dem
Gedanken des natürlichen Heilens durchdrungen ist. Seine Ur-
großmutter und seine Großmutter waren beide Kräutersammle-
rinnen und sein Vater Chemiker, der sich auf Pflanzenheilmittel
spezialisiert hatte. Ian selbst hat Botanik studiert, Augendiagno-
se gelernt und Homöopathie. Er ist von den Möglichkeiten der
Öffnung des eigenen Inneren für das Durchlassen psychischer
Energie (Channeling) sehr beeindruckt und hat zusammen mit
seiner Frau Kristin, die als Künsterlin und »Touch-For-Health«
Heilpraktikerin arbeitet, verschiedene Methoden erarbeitet, wie
man das Bewußtsein der Pflanzen anzapfen und ihre überraschen-
den Heilkräfte erforschen kann. Vor zwei Jahren etwa befanden
sich Ian und Kristin White gerade auf einem Entdeckungsgang
im Busch nördlich von Sydney, in »Frenchs Forest«. Ian war eigentlich auf der Suche nach der Telopea. Plötzlich wurden beide
von einer wunderschönen Anordnung purpurroter und lila blühender Schwertlinien (bush iris, engl.) machtvoll angezogen. Pur-
purrot und lila liegen am »spirituellen Ende« des Schwingungs-
spektrums und Kristin bemerkte, daß diese Schwertlilien ihr eine

Art »seelische Türöffnung« zu den anderen Pflanzenarten zu sein schienen, ein Zugang zu einer anderen Bewußtseinsebene. Sie hatten an jenem Nachmittag noch genügend Zeit, um auf die Bach'sche Methode im Sonnenlicht Iris-Essenz herzustellen, und so entstand die erste von Ian und Kristin's Australischen Busch-Essenzen. Inzwischen gibt es 22 Essenzen, die in abgemessenen Mengen oder als Vorratsflasche zu haben sind. Ian und Kristin White vertreiben auch die traditionellen Bach-Blüten-Mittel, aber sie meinen, daß die Buschblüten für die Gesundheit noch eine zusätzliche und eigene Rolle spielen, weil sie aus einheimischen Pflanzen gewonnen sind. Es gibt allerdings auch noch ein paar unbedeutende Unterschiede zwischen diesen Essenzen und den Bach-Blüten. Die australischen Blüten benötigen weniger Zeit, innerhalb derer sie ihre Lebenskraft im Sonnenlicht auf das Wasser übertragen, aber Ian ist der Meinung, daß eine Dosierung von sieben Tropfen drei- bis viermal täglich sinnvoll ist, während das System von Bach auf nur vier Tropfen ausgerichtet ist. Aber die Blumen sind ja für die dort Lebenden nah und zugänglich, wie Ian kürzlich in einem Artikel der Zeitschrift Wellbeing Feb. 1987 schrieb: »... im australischen Busch steckt eine gewaltige Heilkraft«.

Die 22 Australischen Busch-Essenzen von Ian und Kristin White

DOG ROSE (engl.)
Steinbrech *(Bauera rubioides)*
Zur Behandlung von Furcht; hilft denen, die scheu und ängstlich sind und ihr Selbstvertrauen festigen müssen.

PAW PAW (engl.)
Melonenbaum *(Carica papaya)*
Bereitschaft zur Annahme neuer Ideen; hilft Probleme lösen.

FIVE CORNERS (engl.)
Styphelia *(Styphelia laeta)*
Wirkt aufbauend bei geringem Selbstvertrauen; unterstützt den
Sinn für Lebensfreude und die Bereitschaft, sich selbst zu akzep-
tieren.

FRINGED VIOLET (engl.)
Veilchen, knolliges *(Thysanotus tuberosus)*
Für Genesende; auch für solche, die nach einer Vergewaltigung
oder einem gewalttätigen Angriff jeden Körperkontakt scheuen
oder sich darum bemühen, nach einer Verletzung oder einem
Schock Körper und Seele wieder miteinander zu versöhnen.

SUN DEW (engl.)
Sonnentau *(Drosera spathulata)*
Bei Vagheit und Realitätsverlust; hilft, die Aufmerksamkeit fürs
Detail zu schärfen, wenn jemand leicht abgelenkt und unentschie-
den ist.

BOTTLE BRUSH (engl.)
Zylinderputzer *(Callistemon linearis)*
Für heranwachsende Jugendliche, Eltern und besonders schwan-
gere Frauen, die sich ihrer Übergangssituation nicht gewachsen
fühlen; hilft, positive Gefühle für die Veränderung zu erzeugen.

WEDDING BUSH (engl.)
Rizinus *(Ricinoscarpus pinifolus)*
Für Leute mit Bindungsschwäche.

– Kein gebräuchlicher dt. Name – *(Philothea salsofolia)*
Für solche, die sich schwer tun, Liebe und Anerkennung von
Freunden und Verwandten ernst zu nehmen; hilft einem, sich zu
öffnen und auch anzunehmen, was man verdient hat.

BLACK-EYED SUSAN (engl.)
Sonnenhut, rauher *(Tetratheca ericifolia)*
Für Leute, die ihre Kräfte zerstreuen, die ungeduldig und gehetzt
sind; hilft, sich nach innen zu wenden und ruhig zu werden.

DRUMSTICK (engl.)
Proteáceae, dillblättrige *(Isopogon anethifolius)*
Bei Gedächtnisschwäche oder der Unfähigkeit, Erfahrungen aus
der Vergangenheit in der Gegenwart nutzbar zu machen; hilft,
vergessene Fähigkeiten hervorzuholen und zu nutzen. Mäßigt do-
minierende Persönlichkeiten.

GREY SPIDER FLOWER (engl.)
Proteáceae, buxblättrige, »Silberbaumgewächs«
(Grevillea buxifolia)
Bei Angst vor Terror und Ängstlichkeit dem Übernatürlichen ge-
genüber; fördert Glauben, Ruhe, Mut.

»LITTLE FLANNEL FLOWER« (engl.)
– Kein gebräuchlicher dt. Name – *(Actinotus minor)*
Für Kinder, die zu schnell mit den Sorgen der Welt erwachsen
werden und für Erwachsene, die das Kind in sich unterdrücken.

SLENDER RICE FLOWER (engl.)
Glanzstrauch, leinblättriger *(Pimelea linifolia)*
Für diejenigen, die zu Eifersucht neigen oder zu Raserei oder
sonstwie Engstirnigkeit; hilft, Demut zu entwickeln, Gemein-
schaftsgefühl und die Fähigkeit, in der Welt und in jedem Einzelnen einen größeren Sinnzusammenhang festzustellen.

MOUNTAIN DEVIL (engl.)
– Kein gebräuchlicher dt. Name – *(Lambertia formosa)*
Bei Gefühlen des Hasses und der Wut, des Mißtrauens. Fördert
bedingungslose Liebe und Vergebung.

WARATAH (engl.)
Telopea *(Telopea speciosissima)*
In Situationen tiefer Verzweiflung; fördert Mut, Vertrauen und
Überlebenskünste zutage und die Fähigkeit, mit dem persönli-
chen Chaos und Desaster umzugehen.

BUSH IRIS (engl.)
Busch-Iris *(Patersonia longifolia)*
Bei übertriebenem Materialismus und allzu großer Bindung an
die körperliche Welt; Kanäle für übergeordnete spirituelle Wahr-
nehmungen können sich öffnen, Geiz, sexuelle Exzesse oder
Angst vor dem Tod lassen sich beruhigen.

FLANNEL FLOWER (engl.)
- Kein gebräuchlicher Name – *(Actinotus helianthi)*
Für Menschen mit Berührungs- oder Platzangst.

BLACK BOY (engl.)
Grasbaum *(Xanthorrhoea arborea)*
Öffnet Wege zu telepathischer Wahrnehmung und Zugang zu my-
thischen Bewußtseinsschichten, zu denen auch die Traumzeit der
Eingeborenen gehört. Vorsicht ist hier geboten.

RED GREVILLEA (engl.)
Proteáceae kostbare *(Grevillea speciosa)*
Für diejenigen, die sehr leiden, wenn sie kritisiert werden und die
vom Urteil anderer sehr abhängig sind; fördert Unabhängigkeit.

BUSH FUCHSIA (engl.)
Australheide *(Epacris longifolia)*
Für diejenigen, die an Legasthenie oder Stottern oder unter extre-
mer Nervosität leiden. Verhilft zu klarem Denken, ungehemmter
Artikulierung und schärft die Intuition. Die rechte und die linke
Gehirnhälfte kommen ins Gleichgewicht.

– Kein gebräuchlicher dt. Name – *(Hibbertia pedunculata)*
Für solche, die dazu neigen, ihr Wissen zu gebrauchen, um ihre
Überlegenheit unter Beweis zu stellen; verhilft zu einem locke-
reren Umgang mit dem eigenen Wissensstand.

COMMON WISTARIA (engl.)
Wistarie, Glyzine *(Wistaria sinensis)*
Männern schenkt sie ein Bewußtsein der eigenen weiblichen
Aspekte. Bei Frauen fördert sie den entspannten Genuß ihrer Se-
xualität, besonders wenn sie sexuell unterdrückt sind.

Ian White ist der Meinung, daß man am besten solche Blumen
pflückt, die in voller Blüte stehen und möglichst weit ab von den
»vergiftenden Wirkungen der Zivilisation« stehen – von Straßen,
Hochspannungsleitungen, Auspuffabgasen und Chemikalien. Er
ist auch davon überzeugt, daß man sich auf die Pflanze jeweils
einstimmen und ihre Erlaubnis suchen müsse, wenn man sie zu
Heilzwecken pflücken wolle. Wenn er die Blüten-Essenz gewonnen hat, füllt er sie in einer Flasche mit Kognac ab, um den
»Mutter-Stamm« zu gewinnen. Danach verdünnt er sie auf die
gleiche Weise wie die Bach-Blüten-Therapeuten das tun. Er sagt,
daß er die Heilmittel aus dem Busch während der vergangenen
Jahre in Gruppen getestet habe, die mit »Spirituellem Heilen« arbeiten und die Heilbehandlung intuitiv beurteilen, und außerdem
habe er den Muskel-Test benützt, der unter Heilpraktikern üblich
ist, die mit Beugungstechniken arbeiten. Bei diesem Test hält eine
Person entweder die Flasche mit der Essenz in einer Hand oder
nimmt einen Tropfen auf die Zunge und streckt einen Arm paral-
lel zum Boden aus, während eine andere Person versucht, den
ausgestreckten Arm hinunterzudrücken. Authentische Heilmittel
beweisen ihre Wirksamkeit dadurch, daß der ausgetreckte Arm
stark bleibt, d.h. der innere Armheber (Deltamuskel) blockiert so
sehr, daß der Arm nicht leicht hinuntergedrückt werden kann. Ungeeignet ist das Heilmittel, wenn der Arm leicht hinunterzudrük-

drücken und der Widerstand dagegen unmöglich ist. Auch wenn die Busch-Essenzen ebenso wie die Bach-Essenzen noch weit davon entfernt sind, von der Schulmedizin ernst genommen zu werden, so stellen sie doch einen sehr bedeutsamen Versuch dar, dem Heilungsprozeß auf geistige und intellektuelle Weise näherzukommen, und deshalb haben sie auch eine wachsende Zahl von Anhängern – vor allem unter den Naturheilkundlern und den holistisch arbeitenden Heilpraktikern. Die Blüten-Essenzen befinden sich sozusagen am entgegengesetzten Ende des Spektrums der Heilmethoden, an dessen anderem Ende das normale medizinische Präparat steht. Während dieses über die chemischen Reaktionen im Körper des Kranken zu wirken versucht, zielt jenes auf die Einstimmung des Patienten in die heilende Schwingung. Für die meisten Anhänger der Blüten- Therapie sind diese Behandlungen mehr als Medizin: sie sind ein Beitrag zur Weiterentwicklung des menschlichen Bewußtseins. Weitere Informationen über Blüten-Essenzen können bei folgenden Adressen eingeholt werden:

Bezugsquellen

In Großbritannien
Dr. Edward Bach Centre
Mount Vernon
Sotwell, Wallingford
Oxon OX 10 OPZ
England
Tel.: (0491) 39 489

In den USA...
The Dr. Edward Bach Healing Society
461 – 463 Rockaway Avenue
Valley Stream, NY 11580
Tel.: (516) 825 22 29

Richard Katz and Patricia Kaminski,
Flower Essence Society
PO Box 459
Nevada City, CA 95959
Tel.: (916) 265 91 63

Shelley Merritt-Summers and Greer Glass
Santa Fe, Flower Connection Inc.
914 Baca, Suite B
Santa Fe, New Mexico 87501
Tel.: (505) 984 11 71

In Australien
Ian White
2/38 Benelong Road
Cremorne, NSW 2090
Tel.: (02) 637 16 28

Roy Victor Love
c/o Love publications
43 Didcot Street
Kuraby, Queensland 4112
Tel.: (07) 341 35 92

Vaasudeva Barnao
Living Essences
PO Box 244
Subiaco, WA 6008
Tel.: (09) 381 96 67

Essential Energies
16 Glebe Point Road
Glebe, NSW 2037
Tel.: (02) 660 70 08

In der Bundesrepublik
Bach-Blüten-Zentrum
Eppendorfer Landstraße
2000 Hamburg 20

Pflanzenöle

Einleitung

Es ist wahrscheinlich unbestritten, daß wir alle weniger Fett zu uns nehmen sollten. Bedeutet dies aber, daß wir uns selber widersprechen, wenn wir von gesunden Pflanzenölen sprechen, wo doch alle Öle auch Fette sind? Die Antwort ist nein! Wie wir bereits in der Einführung zu diesem Buch bemerkt haben, gibt es gute und schlechte Öle und gute und schlechte Fette, und die Kunst besteht darin, zwischen gut und schlecht zu unterscheiden. Alle gebräuchlichen Fettsäuren haben eine vergleichbare chemische Zusammensetzung insofern, als sie sechzehn bis achtzehn Kohlenstoffatome in einer Kette bilden. Außer dem ersten und dem letzten können sich alle diese Kohlenstoffatome mit zwei Wasserstoffatomen verbinden, und aus diesen möglichen Verbindungen ergeben sich die verschiedenen möglichen Kombinationen:

– *Gesättigte Fettsäuren* haben keine Doppelbindungen. Jedes Kohlenstoffatom ist mit einem Wasserstoffatom verbunden.

– *Einfach gesättigte Fettsäuren* haben in ihrer molekularen Struktur eine Doppelbindung. Ölsäure z.B. weist eine doppelte Kohlenstoff-Bindung auf und auf jeweils einer Seite dieser Doppelbindung »fehlt« ein Wasserstoffatom.

– *Mehrfach ungesättigte Fettsäuren* haben mehr als eine Doppelbindung in ihrer Struktur. Linolsäure hat zum Beispiel zwei und Arachidonsäure hat vier Doppelbindungen.

Gesättigte Fettsäuren sind bei Raumtemperatur fest und gewöhnlich tierischen Ursprungs. Beispiele für Lebensmittel, die einen hohen Anteil gesättigter Fettsäuren haben, sind Butter, Sahne, Hartkäse, Bratenfett und Schweineschmalz. Ungesättigte Fettsäuren dagegen sind bei Zimmertemperaturen flüssig. Die einfach ungesättigten Fettsäuren: Ölsäuren sind in reichem Maße im Olivenöl vorhanden, während mehrfach ungesättigte Fettsäuren in einer Reihe von pflanzlichen Ölen vorkommen, zu denen auch das Distelöl, Sonnenblumen-, Sesam,- Soya-, Weizenkeim-

und Maisöl gehören. Mehrfach ungesättigte Fettsäuren sind überhaupt charakteristisch für Pflanzenöle, wobei das Palmöl und das Kokosnußöl wichtige Ausnahmen sind, denn diese haben einen hohen Anteil gesättigter Fettsäuren. Mehrfach ungesättigt sind auch die Fettsäuren verschiedener Fischöle, die deshalb gerne zur Bekämpfung von Herzkranzgefäß-Krankheiten herangenommen werden. Wir werden hier aber auf die Fischöle nicht weiter eingehen. Welche Fette sind nun für den Konsum besonders geeignet? Im Jahre 1983 hat der englische Beirat für nationale Erziehung in Sachen Ernährung (British National Advisory Committee on Nutritional Education: NACNE) einen Leitfaden der Ernährung veröffentlicht, der zu den bisher best recherchierten Studien gehört, die es auf diesem Sektor gibt. Ein Ergebnis war die Empfehlung, daß wir unbedingt unseren Verbrauch an gesättigten Fetten reduzieren sollten (C. Walker und G. Cannon, 1984, The Food Scandal, London: Century). Unsere durchschnittliche Aufnahme von Fett macht ungefähr 38% der gesamten Kalorienmenge aus; nach Auffassung des oben erwähnten Beirats sollte der Fettanteil nicht über 30% hinausgehen. Dabei sollte der Anteil der ungesättigten Fette nicht mehr als 10% ausmachen. Das bedeutet, daß wir auf die gesättigten Fette nicht gänzlich verzichten müssen, sondern sie lediglich maßvoll verzehren sollten. Pflanzenöle mit einem hohen Anteil an ungesättigten Fettsäuren sind dagegen sehr wertvolle Energieträger. Warum brauchen wir mehrfach ungesättigte Fettsäuren? Beginnen wir mit einer Definition: Ein Lebensmittel kann dann mehrfach ungesättigt genannt werden, wenn die mehrfach ungesättigten die gesättigten Fettsäuren im Verhältnis 2:1 überwiegen. Nachdem Margarine bei Zimmertemperaturen fest ist und nicht flüssig, enthält es logischerweise nicht nur mehrfach ungesättigte Fettsäuren. In der Regel haben sogenannte mehrfach ungesättigte Lebensmittel einen 40%igen Anteil an mehrfach ungesättigten Fettsäuren und weniger als 20% gesättigter Fettsäuren. Distelöl hat das besonders elegante Verhältnis von 7:1. Mehrfach ungesättigte Fettsäuren tragen dazu bei, den Cholesterin-Spiegel des Blutes zu senken. Sie spielen außerdem eine wichtige Rolle bei dem Aufbau von Membranen in den Zellen des Körpers und arbeiten als Wegbereiter der Prostaglandine, das sind hormonähnliche Substanzen, die im Chemiehaushalt des Körpers eine wichtige Rolle spielen. Die Haupttypen mehrfach ungesättigter Fettsäuren sind die Linolsäuren, die Linolensäuren und die Arachidonsäuren, die zusammen die sogenannten essentiellen Fettsäuren sind, weil sie lebensnotwendig sind. Keine dieser Säuren wird vom menschlichen Körper produziert, obwohl Linolsäuren und Arachidonsäuren aus Nahrungsmitteln mit anderem Aufbau künstlich hergestellt werden können. Die Linolsäure jedenfalls muß und kann nur aus der Nahrung gewonnen werden, so daß Öle, die diese besondere Fettsäure enthalten, unsere besondere Aufmerksamkeit verdienen. Eine besonders ergiebige Quelle dieser Fettsäuren ist das Distelöl (75%), aber auch das Soyaöl (52%) und das Maisöl (56-59%) gehören in diese Gruppe. Wir brauchen etwa fünf Gramm dieser essentiellen Fettsäuren jeden Tag, und wenn wir sie nicht bekommen, kann es sein, daß unsere Haut rauh und trocken wird, die Haare werden stumpf und die Nägel brüchig. Mehrfach ungesättigte Fettsäuren spielen auch eine wichtige Rolle beim Abbau von Fettablagerungen im Körper. Und damit kommen wir zu dem Problem des ernährungsbedingten Cholesteringehalts des Blutes und zu der daraus sich entwickelnden Arterienverkalkung sowie den Herzkranzgefäß-Krankheiten.

Das ernährungsbedingte Cholesterol

Das Fett, das wir »Cholesterin« nennen, gilt in Zusammenhang mit Fragen der Ernährung normalerweise als Übeltäter. Das ist aber eine grobe Vereinfachung, denn auch in diesem Fall kommt es auf die Ausgewogenheit an. Cholesterin wird vom Körper selbst erzeugt, es trägt dazu bei, die Eigenschaften der Membrane in den Zellen des Körpers festzulegen und spielt auch eine Rolle bei der Bildung von Steroid Hormonen, Gallensäuren und

Vitamin D. Im übrigen können 50 bis 80% des durch die Nahrung aufgenommenen Cholesterins den Verdauungstrakt passieren, ohne vom Körper absorbiert zu werden. Es ist deshalb auch wichtig zu verstehen, wie Fette (Lipide) durch den Körper transportiert werden und welche Rolle das Cholesterin dabei spielt. Fette sind nicht wasserlöslich und müssen, wenn sie vom Blut transportiert werden sollen, verändert werden. Sie binden sich deshalb an Proteine (die normalerweise wasserlöslich sind), um Lipoproteine zu bilden und diese wiederum fallen in zwei Gruppen: Einmal die Lipoproteine mit geringer Dichte (LDL), das sind die wichtigsten Träger des Cholesterins im Blut. Sie bringen das Cholesterin ins Gewebe. Zum anderen die Lipoproteine mit hoher Dichte (HDL), die das Cholesterin vom Gewebe weg und zur Leber hinbringen, wo es dann in der Gallensäure ausgeschieden werden kann. Das bedeutet, daß wir uns vor allem um den Anteil an LDL Cholesterin sorgen sollten, weil diese Fettablagerung sich in den Arterieninnenwänden absetzt. Im gleichen Maße wie die Arterien dadurch verstopft werden, kann das Blut weniger leicht zirkulieren. Das nennt man dann Arterienverkalkung. Wenn die Verstopfung ein Ausmaß erreicht, bei dem das Blut Knoten bildet und der Fluß des Blutes zum Herzen hin endgültig abgeblockt wird, dann hört das Herz zu arbeiten auf und stirbt – Herzinfarkt. Die Bedeutung der gesunden Öle, die in diesem Kapitel besprochen werden, liegt darin, daß – mit Ausnahme des Ölivenöls, das hier aus anderen Gründen mit eingeschlossen wurde – diese Öle einen hohen Anteil an ungesättigten Fettsäuren enthalten und deshalb dazu beitragen, die Gefahr der Arterienverkalkung zu verringern, wogegen gesättigte Öle in der Regel die Bildung von Blutklumpen begünstigen und damit den Herzinfarkt heraufbeschwören. Die oben bereits erwähnten essentiellen Fettsäuren haben die lebensnotwendige Aufgabe, das Anhaften von Fettablagerungen im Inneren des Arterienmantels zu verhindern. Die Prostaglandine, die durch die essentiellen Fettsäuren gebildet werden, tragen ebenfalls dazu bei, die Bildung von Bündeln von Thrombozyten im Blut zu kontrollieren. Diese

Thrombozyten sorgen dafür, daß das Blut gerinnen kann, was auch sehr nötig ist, wenn wir uns beispielweise schneiden. Ohne die Tätigkeit dieser Thrombozyten würden wir verbluten. Andererseits müssen wir uns vor Klümpchenbildung im Blutkreislauf schützen, denn diese würde ebenso fatal enden. Die Aufnahme von Cholesterin durch die Nahrung ist also nur ein Faktor unter mehreren, die den Cholesterin-Spiegel des Blutes bestimmen. Darüber hinaus setzt der Körper Mechanismen in Gang, welche die Aufnahme, die Verwandlung und die Ausscheidung des Cholesterins bestimmen. Ein Vegetarier z.B., der damit anfangen würde, jeden Tag ein Eigelb zu essen, würde kurzfristig einen Anstieg seines Cholesteringehaltes im Blut feststellen. Nach ungefähr acht Wochen würde aber die festgestellte Menge wieder ausgeglichen sein. Der Körper paßt die in der Leber produzierte Menge Cholesterin der Nahrungsaufnahme an. Aber wie überall sonst, so gilt auch hier, daß es klug wäre, dieses gut funktionierende System nicht zu überrreizen, und es gibt auch wirklich keinen Grund, warum wir unseren Körper mit Unmegen von Fett zustopfen sollten. Was wir tun können, ist: den Verzehr von gesättigten Fettsäuren beschränken und, wenn wir Pflanzenöle benützen, dann sollten wir diejenigen auswählen, die einen hohen Nährwert und einen hohen Anteil an mehrfach ungesättigten Fettsäuren haben. Die meisten dieser Öle können zum Kochen verwendet werden, aber möglichst für kurze Kochzeiten und bei niedriger Temperatur. Die meisten dieser Öle müssen im Eisschrank gelagert werden, wenn sie über längere Zeit halten sollen. Zum Glück bildet das Vitamin E, das Bestandteil der meisten Pflanzenöle ist, ein natürliches Konservierungsmittel.

Wie Pflanzenöle gewonnen werden

Wir haben bereits bemerkt, daß die Hauptquellen mehrfach ungesättigter Fettsäuren Körner, Bohnen und Samen sind. Es bedarf mehrerer Schritte, das kostbare Öl zu gewinnen. Der rohe Samen kommt zunächst in die Raffinerie, wo er gesäubert und geschält wird. Dann werden die Kerne gekocht, damit sich das pflanzliche Gewebe auflöst, weil man danach leichter an das Öl herankommt. Wenn das geschehen ist, kommen grundsätzlich zwei verschiedene Methoden der Ölgewinnung in Frage:

1. Die erste dieser Methoden, die manchmal unzutreffend mit »kaltgepreßt« bezeichnet wird, basiert auf Druck in der Druckpresse. Ein schwerer Stahlbarren drückt die Samen auf eine poröse Fläche, wo die Faserstoffe liegen bleiben, während das Öl durchtropfen kann. Der Druck ist so gewaltig (5t/qcm), daß dabei Temperaturen von 65-150°C entstehen. Wenn Techniken angewendet werden, die mit weniger Druck arbeiten, fließt auch weniger Öl, so daß die Hersteller den hohen Druck bevorzugen, und die hohen Temperaturen in Kauf nehmen. Zum Glück behalten die Öle auch unter so hohen Temperaturen den größten Teil ihres Geschmacks und ihres Nährwertes.

2. Die zweite Methode benutzt chemische Lösungsmittel. Am bekanntesten ist Hexan – ein Derivat des Petroleums. Hexan ist flüchtig und giftig, aber es wird durch die geröstete und gebrochene Samenmasse hindurchgeschleust, wo es mehr als 99% des vorhandenen Öls herauslöst. Dabei erreicht es eine Temperatur von 60°C. Die Temperatur wird dann auf 120-150°C. erhöht, damit das Lösungsmittel verdunstet. Diese Methode ist sehr wirkungsvoll, aber sie ist ausgesprochen ungeeignet für Öle, die ein angenehmes natürliches Aroma haben, weil die Beseitigung des Lösungsmittels auch das Aroma des Öls zerstört. Eine Variante, die als Pressen und Lösen bekannt ist, bewahrt das Aroma und wird deshalb von den Ölproduzenten bevorzugt. Wichtig ist, daß jedes Pflanzenöl, das bei Zimmertemperatur fest ist, mit Wasserstoffgas behandelt ist. Dadurch verändert sich die molekulare Struktur und erhöt sich der Anteil an gesättigten Fettsäuren. Dieses Verfahren wird auch angewendet, um die Margarine fest zu machen, und es ist gerade diese Festigkeit, die uns daran erinnert, daß trotz aller gegenteiligen Behauptungen in der Werbung auch Margarine kein rein ungesättigtes Lebensmittel ist. Welches

sind nun die gesunden Pflanzenöle und welche Nährstoffe enthalten sie? – Im Folgenden erörtern wir die für unsere Gesundheit wichtigsten Öle. Es lohnt sich, sie kennenzulernen, denn sie gehören zu den vornehmsten Heilmitteln der Natur.

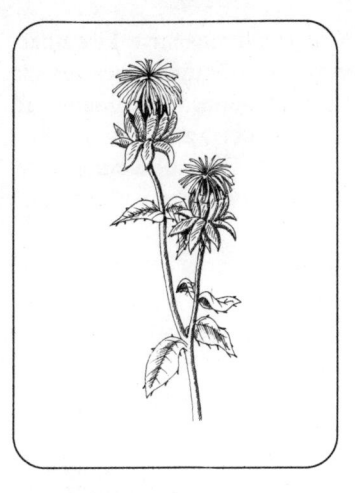

Distelöl

Die Färberdistel (bot. Carthamus tinctorius) gehört zur Familie der Sonnenblumen. Diese einjährige hochgewachsene Blume, die auch unter dem Namen Saflorblume oder amerikanischer Saffran bekannt ist, hat stachelige Blätter und orangefarbene Blüten. Eigentlich ist die Färberdistel im Mittelmeeraum beheimatet, aber die Pflanze ist im Altertum bereits in Ägypten, China, Indien und neuerdings im Südwesten der USA angebaut worden. Die Distel bevorzugt heißes Klima und trockene Böden. Sie hat harntreibende Eigenschaften, und heißer Disteltee fördert das Schwitzen. Deshalb wird er für die Behandlung von Erkältungen und ähnlichen Symptomen gerne herangezogen. Das Öl kommt aus den Samen der Pflanze und hat einen sanften, leicht nussigen Geschmack. Es ist eines der billigsten pflanzlichen Speiseöle und hat doch von allen Pflanzenölen den höchsten Anteil an ungesättigten Fettsäuren, nämlich 76% mehrfach ungesättigte und 14% einfach ungesättigte Fettsäuren. Es hat außerdem 0,5% Alpha-linolensäure. Das bedeutet, daß Distelöl besonders geeignet ist, die Arterien von Fetten zu befreien. Der Vitamin E-Gehalt ist, wie bei den meisten anderen Pflanzenölen, ebenfalls sehr hoch. Leider muß Distelöl im Eisschrank aufbewahrt werden, weil es

163

sonst ranzig wird, und fürs Braten in schwimmendem Fett ist es auch nicht geeignet, weil es bei derart hohen Temperaturen seinen Geschmack verliert. Im Salat kann es verwandt werden und, ein bis zwei Tropfen dem Reis- oder Nudelwasser zugesetzt helfen, das Zusammenkleben zu verhindern. Aus Distelöl werden sehr hochwertige Margarinen gemacht und mehr und mehr entdeckt man seinen großen Nährwert.

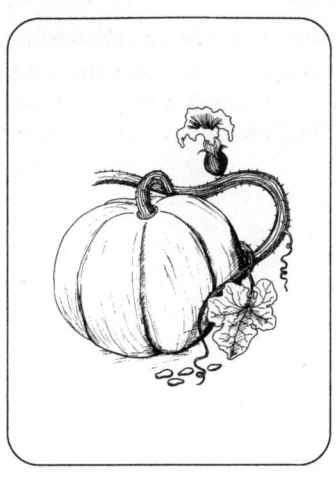

Kürbiskernöl

Der Kürbis ist ein Warm-Wetter-Gemüse mit einer uralten Tradition: man weiß heute, daß Kürbisse in Mittel- und Südamerika schon vor 9000 Jahren (!) angebaut wurden. Nach England kamen sie aus der Türkei. Im 17. Jahrhundert kamen sie aus der Türkei nach England, wo sie in das berühmte Märchen von Cinderella (Aschenputtel) Eingang fanden, denn dort dient ein Kürbis als Märchenkutsche. Von den Zigeunern wird behauptet, daß sie jeden Tag Kürbiskerne essen, um ihre Potenz zu bewahren, und in vielen alten Bräuchen dienen ausgehöhlte Kürbisse im Dämmerlicht des Herbstes als Erntekobolde. Am besten gedeihen Kürbisse auf fruchtbarem Boden, besonders in unmittelbarer Nähe von Komposthaufen, überhaupt in Erdhaufen, wegen der Durchlüftung und der guten Entwässerung. Kürbisfleisch enthält Vitamin A, aber hier interessieren uns vor allem die Kerne, die in der Mitte des Kürbisses in großer Menge zusammenhängen. Kürbiskerne enthalten etwa 30% Protein und sind reich an Zink, das für die Prostata wichtig ist. Die Kerne können gegessen werden wie sie sind, am besten geröstet und gesalzen, oder zu einem dunklen und süßen Öl verarbeitet werden. Besonders im Winter eignet sich dieses als Bereicherung der Ernährung, weil es die

Lungen kräftigt und die Abwehrkräfte der Schleimhäute erhöht. Bei Problemen mit dem Urinieren ist Kürbiskernöl ebenso zu empfehlen wie als Wurmtreibemittel, und insgesamt hat es eine lindernde Wirkung auf Schmerzen im Verdauungstrakt.

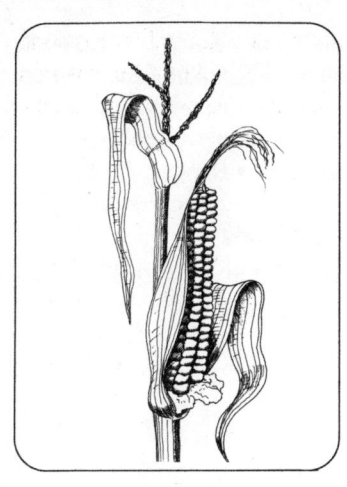

Maisöl

Mais (bot. Zea mays) ist zuerst in der westlichen Hemisphäre kultiviert worden. Es ist die einzige Getreideart, die in Amerika heimisch ist, und sie war auch den Azteken, den Inkas und den Mayas bekannt. Kolumbus war von der Pflanze so beeindruckt, daß er sie nach Europa mitbrachte, und die Europäer verbreiteten sie dann in Afrika, Asien und bis nach Indonesien. Jedes Maiskorn hat eine härtere äußere Hülle und einen weicheren, stärkehaltigen Kern. Mais hat einen überraschend hohen Nährwert. Es enthält z.B. die Vitamine A1, B1, B2, C und E. Der Keim des Maiskorns enthält wesentlich mehr Vitamin E, Zink, Eisen und Faserstoffe als der Weizenkeim und ist darüber hinaus noch eine hervorragende Quelle für Kalium, Magnesium und Kupfer. Mais hilft als gutes Nahrungsmittel für das Knochenwachstum, und die Blätter der Maispflanze eignen sich als Verband für entzündete Stellen und Wunden, weil sie das Gift herausziehen und die Heilung beschleunigen können. Maisöl wird meistens mit Dampf und Druck aus dem Keim herausgepreßt, aber es gibt auch Öle, die vom ganzen Maiskorn gewonnen sind. Sie enthalten dunkelrotes, klebriges Öl, das vom Samenmantel kommt. Die Farbe des Öls ist dann orange, während reines Maiskeimöl hellgelb ist. Maisöl ist ungefähr zu 85% ungesättigt, und die Tatsache, daß es zu 56-95% Linolsäure und zu 1,6% Alpha-linolensäure enthält, bedeutet, daß es hilft, Fett abzubauen, wenn man es zum Kochen hernimmt. Es hat eine leichte Neigung zur Schaumbildung, wenn es erhitzt wird, aber es eignet sich hervorragend fürs Backen, für Saucen und für Salate. Maisöl gehört zu den beliebtesten Pflanzenölen. Es wird von denselben Firmen auf den Markt gebracht, die Mais zu Glucose, Maisstärke und Frühstücksflocken verarbeiten. Glücklicherweise trägt der hohe Vitamin E-Gehalt dazu bei, die Haltbarkeit des Maisöls noch zu erhöhen.

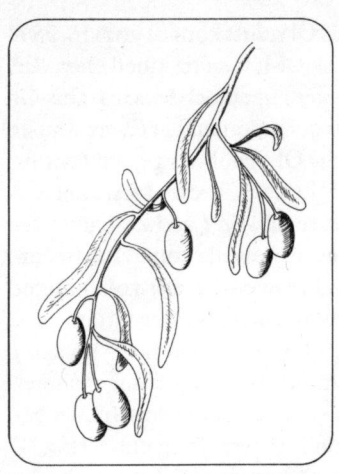

Olivenöl

Die Olive gilt als Symbol des Friedens, denn der Zweig, den die Taube als Zeichen der zurückgehenden Flut zu Noah auf die Arche zurückgebracht hat, war ein Olivenzweig. Die Griechen trugen Kränze aus Olivenblättern im Haar, wenn sie für Frieden beteten, auch beim jüdischen Laubhüttenfest sind Olivenzweige fester Bestandteil der Hütten, die zum Fest gehören. Auch heute noch hält die Taube als Symbol des Friedens einen Olivenzweig im Schnabel, z.B. auf der Flagge der Vereinten Nationen. Der Olivenbaum (bot. Olea europea) ist ein Immergrün aus dem Mittelmeerraum, und man glaubt, daß er auf Kreta und auch auf dem griechischen Festland seit mehr als 5000 Jahren kultiviert wird. Olivenbäume gedeihen in warmem, tropischem Klima. Heute werden sie wegen ihres Öls zu kommerziellen Zwecken angebaut – vornehmlich in China, Griechenland, Italien, Aglerien, Mexiko, USA, Südafrika und Australien. Olivenbäume werden bis zu acht Meter hoch, haben dunkelgrüne und silberne Blätter und wohlriechende weiße Blüten. Nach fünfzehn Jahren trägt der Baum zum ersten Mal Früchte – längliche, runde Steinfrüchte, die sich, während sie reifen, von grün zu einem dunklen Purpur verwandeln. Das beste Öl stammt von Früchten, die beinahe reif sind und mit der Hand gepflückt wurden, das Öl selbst kommt vom Fleisch der Olive und nicht vom Kern. Die Mühlen zerquetschen die Frucht so vorsichtig, daß der Stein nicht gebrochen wird. Das Öl wird dann in Zentrifugen herausgeschleudert und gefiltert. Dabei gewinnt man das echte jungfräuliche Olivenöl, aber es gibt natürlich Qualitätsunterschiede auch bei diesem Öl, je nach Aroma und Säuregehalt, und außerdem ist dieses Öl von Land zu Land verschieden. Öl, das in Geschmack und Aroma als vollkommen eingestuft wird, heißt »extra rein«, während ein Öl mit vollkommenem Aroma und etwas höherem Säuregehalt als »fine virgin« eingestuft wird. »Plain virgin« ist ein Öl, das einen noch höheren Säuregehalt aufweist und auch ein etwas weniger angenehmes Aroma hat. Darüber hinaus werden noch andere Ölqualitäten gewonnen durch weiteres Pressen und höhere Temperaturen z.B. mit Heiß-Wasser-Verfahren oder chemischen Lösungsmitteln. Dieses Öl darf »rein« genannt werden, wird aber manchmal mit »jungfräulichem Öl« vermischt, um das Aroma aufzubessern. Manche Öle aus dem Mittelmeerraum und Amerika haben eine etwas hellere Färbung – blaßgelb oder hellgrün. Sie enthalten weniger Säure, während die Öle von stark säurehaltigen Böden dunkler sind. Insgesamt ist »reines Öl« haltbarer als »virgin Öl«, so daß Mischungen vielleicht wirklich die beste praktische Lösung sind. Olivenöl ist reich an ungesättigten Fettsäuren, denn es hat einen 73%igen Anteil an einfach ungesättigten und einen 12%igen Anteil an mehrfach ungesättigten Fettsäuren. 72% ihres gesamten Gehalts an Fettsäuren sind Ölsäuren, 11% Linolsäuren und 0,7% Alpha-linolensäuren. Im Vergleich zu anderen Ölen ist Olivenöl ziemlich fett und schwer. Deshalb läßt es sich gut für Kosmetika und Seifen verwenden. Olivenöl hat auch gute Heilwirkungen, sowohl äußerlich als auch innerlich angewendet. Es ist nahrhaft und leicht verdaulich. Häufig wird es für Salate hergenommen, ist aber auch für die warme Küche hervorragend geeignet. Es gilt als gesundes Öl, weil es die Ausscheidung der Gallenflüssigkeit fördert und fungiert als Abführmittel, weil es die Magenmuskeln zusammenzieht. Äußerlich kann es bei Verbrennungen, Zerrrungen, Wunden und Insektenstichen verwendet werden. Mit Rosmarin gemischt ergibt es ein hervorragendes Mittel gegen Schuppen. Für die Haarbehandlung mischt man es am besten mit Alkohol. Im übrigen dient es als Basis für verschiedene medizinische Salben. Es ist kein Wunder, daß Olivenöl in vielen sehr verschiedenen Ländern und Gegenden der Welt sehr hoch geschätzt wird. Olivenbäume errreichen ein ehrwürdiges Alter und erinnern uns daran, daß viele der kostbarsten Heilmittel der Natur leicht zugänglich sind - wenn wir uns nur aufraffen, sie zu ergreifen.

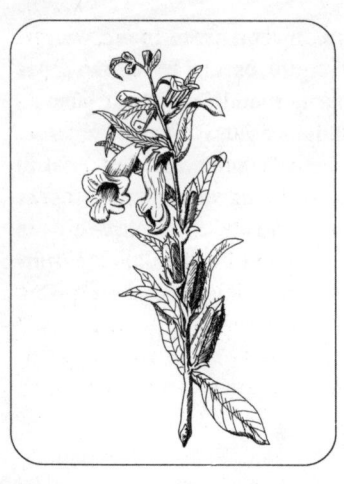

Sesamöl

Sesam ist eine der ältesten Pflanzen, die hauptsächlich wegen ihrer Samen angebaut werden. Die Chinesen kennen den Sesam bereits seit mindestens fünftausend Jahren, die Ägypter haben die Samen zu Mehl verarbeitet und die römischen Soldaten nahmen Sesamsamen mit Honig vermischt zu sich, um für ihre aufreibenden militärischen Unternehmungen Kraftreserven aufzubauen. In einigen Ländern des Mittleren Ostens, und des Mittelmeerraumes wie z.B. Ägypten, Libanon und Griechenland, würzt man die Speisen gerne mit Tahini, einer schmackhaften Paste aus Sesamsamen und verschiedenen Kräutern, während die süße Variante: Sesam mit Honig vermischt, unter dem Namen Halva bei den Juden als Konfekt beliebt ist. Auch in vielen anderen Ländern wird Sesam gerne angebaut. Es wächst in Afrika, Indien, Thailand, China, den Vereinigten Staaten und in lateinamerikanischen Ländern wie Mexiko, Brasilien und Guatemala. Die Sesampflanze (bot. Sesamum indicum) ist eine einjährige Pflanze mit aufrechtem Wuchs. Sie hat trompetenförmige weiße Blüten. Die verschiedenen Arten erreichen Höhen von 0,50 m bis 2,50 m. Sandiger trockener Boden ist günstig sowie ein heißes Klima. Geerntet wird manchmal schon, wenn die Samenkapseln noch grün sind. Die reifen ungeschälten Samen haben einen braune Farbe, während die geschälten Samen wächsern, cremefarbig oder sogar perlweiß sind, ungefähr 3 mm lang und die Form einer plattgedrückten Birne haben. Ein Streitpunkt ist das Vorhandensein von Kalzium-Estern oder Oxalsäure in der braunen Sesamschale, weil in der wissenschaftlichen Diskussion die Vermutung aufgetaucht ist, daß Kalzium-Oxalsäure die Mineralstoffe im Körper abbaut und Nierensteine und sogar Arthritis bewirkt. Deshalb wird die geschälte weiße Version bevorzugt, obwohl dabei beachtliche Portionen von Eisen, Kalium und den Vitaminen A, B2 und B3 verlorengehen. Das Sesamöl wird entweder aus dem unbehandelten Samen gewonnen oder aus Samen, die zuerst geröstet werden. Letztere haben eine rauchig-rote dunkle Farbe und werden in der chinesischen Küche sehr viel verwendet. Das Öl aus den unbehandelten Samen hat eine helle Farbe, einen leicht nussigen Geschmack und eignet sich hervorragend für Tunken, Salatsaucen, Sautées und fürs Braten in schwimmendem Fett. Sesamöl enthält 41% einfach ungesättigte Fettsäuren und 44% mehrfach ungesättigte Fettsäuren, aber davon sind nur 42% Linolsäure. Andererseits bewirkt diese Kombination, daß das Sesamöl verhältnismäßig stabil und haltbar ist und bei Luftkontakt nicht gleich ranzig wird. Das Sesamöl reichert das Blut mit Thrombozyten an: etwa zwanzig Tropfen Sesamöl in der täglichen Nahrung verdoppeln innerhalb von drei bis vier Wochen die Zahl der Thrombozyten bei Kindern. Sesamöl hilft bei Störungen der Milzfunktion. Es ist reich an Vitamin E und B und an Mineralstoffen, vor allem Kalzium, Magnesium und Phosphor. Außerdem enthält es viel pflanzliches Protein, ist reich an Lezithin, Aminosäure und Methionin. Wegen seines hohen Kalziumgehalts bildet Sesamöl keine Säuren und ist deshalb ein ideales Abführmittel bei Verdauungsstörungen.

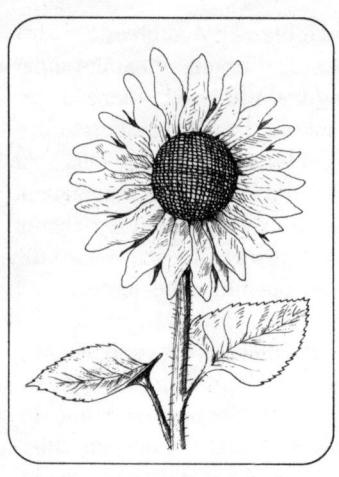

Sonnenblumenöl

Die Heimat der Sonnenblume (bot. Helianthus annuus) ist das tropische Amerika. Die Indianer schätzten die Sonnenblume sehr. Aus den Kernen bereiteten sie mit Mörser und Stößel ein Mehl. Das Öl, das sie aus den Kernen herauspreßten, benützten sie, um sich damit die Haare einzufetten und die von Rheuma befallenen Körperteile einzureiben. Die Peruaner räumten der Sonnenblume im Rahmen ihrer Sonnenverehrung einen ganz hervorragenden Platz ein. Sie galt als heilig und gehörte bei religiösen Festlichkeiten dazu. Sonnenblumen können bis zu vier Meter hoch werden. Die Kerne sind in der Mitte der Blume dicht nebeneinander angeordnet, und rings herum leuchtet ein Kranz von hellgelben Blütenblättern. Sonnenblumenkerne können mechanisch gewonnen werden, sowohl geschält als auch ungeschält, sie sollten fest sein, aber weder hart noch allzu trocken. Geröstet eignen sie sich sehr als »Snack« oder Beigabe zum Gemüse oder Brot. Man kann auch eine Art Kaffee-Ersatz daraus gewinnen. Sonnenblumenkerne enthalten Vitamin A, D, B und E und sind reich an Mineralstoffen wie Kalzium, Zink, Kalium, Eisen und Phosphor. Aus den meisten Sonnenblumenarten läßt sich Öl gewinnen, aber die Inhaltsstoffe variieren mit den jeweiligen

Wachstumsbedingungen. Das Sonnenblumenöl ist dem Distelöl ähnlich, was kaum verwunderlich ist, da die beiden Pflanzen miteinander verwandt sind. Sonnenblumenöl enthält 53% mehrfach ungesättigte Fettsäuren und 33% einfach ungesättigte Fettsäuren und davon sind zwischen 50 und 70% Linolsäure und 0,3 % alpha-linolensäure. Die Schwankungen erklären sich aus den verschiedenen Standorten der Pflanze. Der Gehalt ist höher in kalten Ländern wie der Sowjetunion und niedriger in Afrika und Amerika. Sonnenblumenöl gilt als wirkungsvolles harntreibendes Mittel und soll die Bildung von starken und gesunden Zähnen bei Kindern unterstützen. Außerdem eignet es sich zum Kochen, Backen und für Salatsaucen. Offensichtlich gibt es einen wachsenden Markt für das Sonnenblumenöl, denn es erfreut sich sowohl in Europa als auch in Amerika, Süd-Afrika und auch Australien zunehmender Beliebtheit. In der Sowjetunion werden derzeit riesige Sonnenblumenfelder bebaut – zum Zwecke der Ölgewinnung.

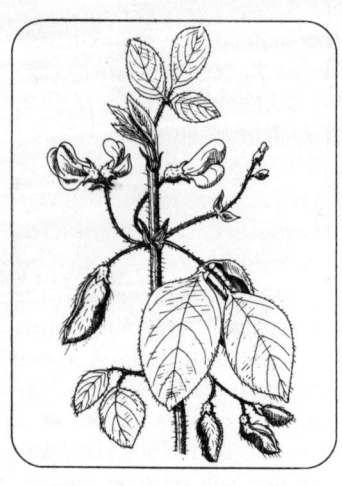

Soyaöl

Die Chinesen bauen Soyabohnen schon seit mehr als 4000 Jahren
an und pflegen sie als wichtigen Bestandteil ihrer traditionellen
Speisen. Der große Durchbruch kam aber, als die Chinesen zuerst
und dann die Japaner feststellten, daß das Soya-Eiweiß, wenn es
gegoren ist, sehr viel leichter verdaulich ist. Shoyu z.B., die Soya
Sauce, wird hergestellt, indem in einem Krackverfahren, d.h. in
einer Spaltdestillation Soyabohnen und Weizen zu gleichen
Teilen geröstet und destilliert werden. Diese Mischung wird dann
später mit Meeressalz und Quellwasser gemischt und bis zu drei
Jahren fermentiert. Die dabei stattfindende Umwandlung der
Stärkeanteile in Zucker und die dann folgende Verwandlung in
Alkohol und Ester, die sich aus der Verbindung des Zuckers mit
den natürlichen Hefen ergeben, führt zu dem unverkennbaren
Aroma der Soya Sauce. Soyabohnen sind so beliebt, weil sie kein
Cholesterin enthalten, reich an Lezithin sind, im Verhältnis zum
Proteingehalt sehr wenig Kalorien haben und fast überhaupt
keines der unverdaulichen gesättigten Fettsäuren, die sich in fast
jeder tierischen Nahrung finden, aufweisen. Soyabohnen haben
auch einen niedrigen Ölanteil (18 – 20%), was sie für die chemische Aufschließung durch Lösungsmittel prädestiniert. Früher

kam das Soyaöl vor allem aus China und Indonesien, aber inzwischen sind die USA der größte Exporteur. Das Öl der Soyabohne ist dunkelgelb, hat einen hohen Anteil ungesättigter Fettsäuren (25% einfach ungesättigte und 60% mehrfach ungesättigt). 52% des Fettsäuregehaltes ist Linolsäure und 7,4% Alpha-linolensäure. Soyaöl ist reich an Vitamin E, wenn auch weniger als Weizenkeim- oder Sonnenblumenöl. Es hat einen sehr ausgeprägten Geschmack, der nicht jedem zusagt, aber manchmal gerade gesucht wird. Obwohl das Soyaöl zum Oxidieren neigt, eignet es sich zum Braten, vorausgesetzt, daß die Mahlzeit gleich verzehrt wird und das Essen nicht sehr lange aufgehoben wird. Bei all ihren vielen Besonderheiten ist die Soyabohne eine so hervorragende Proteinquelle mit einem so hohen Anteil ungesättigter Fettsäuren, daß man sie als die naheliegenste vegetarische Alternative zum Fleisch betrachtet. Ihr hoher Anteil an Linolsäure macht das Soyaöl zu einem hervorragenden Schutz gegen das Cholesterin. Sein hoher Lezithin-Gehalt hilft zusätzlich, die Arterien davor zu bewahren, daß sich dort Fett ansetzt. Die Soyabohne hat nicht immer das Ansehen genossen, das sie heute unzweifelhaft genießt. Im Jahre 1954 hat Henry Thoreau in seinem Buch *Walden* beschrieben, wie die Bohne von China in den tiefen Süden der Vereinigten Staaten kam und dort von den Farmern für die Aufzucht ganz hervorragenden Schlachtviehs angebaut wurde. Hätten sie nur geahnt, wie sehr die Soyabohne auch geeignet ist, die Gesundheit des Menschen zu fördern.

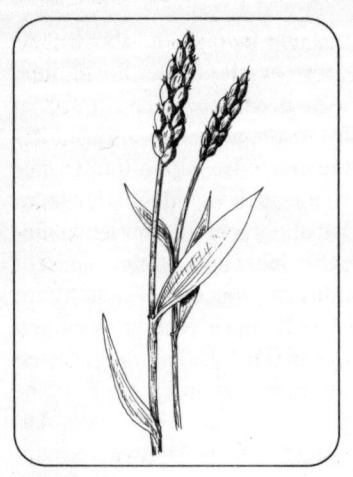

Weizenkeimöl

Weizen ist die am weitesten verbreitete und am häufigsten ange-
baute Getreideart, und man schätzt, daß unser Weizen von einer
wilden hybriden Weizenart stammt, die vor 10 000 Jahren im
Mittleren Osten wuchs. Die meisten Weizensorten gehören zu
einer der beiden Grundarten: Triticium durum (Hartweizen:
Spaghetti, Makaroni, Grieß und andere Teigwaren) und Triticium
aestiva oder vulgare (gewöhnlicheer Weizen für Brot, Kuchen
usw.) Das Weizenkorn besteht aus drei Teilen: der äußeren Schale,
die etwa 12% des Gewichts ausmacht; dem Keim, der ungefähr
3% und dem stärkehaltigen Nährgewebe, das 85% des Gewichtes ausmacht. Wenn weißes Mehl gemahlen wird, dann wird der
Keim herausgemahlen. Dabei ist gerade der Keim besonders
nahrhaft, denn er enthält zu 25% Eiweiß und eine eindrucksvol-
le Skala von Vitaminen und Mineralien. Glücklicherweise kann
man heute das Weizenkeimöl als natürliche Ergänzung kaufen.
Es ist reich an Phosphor, Zink, Eisen, Kalium, Schwefel, den Vitaminen B1, B2, B3, B6 und E – Weizenkeimöl ist eines der besten
Vitamin E-Spender – und eignet sich so hervorragend für die Neu-
tralisierung der Säuren und die Beseitigung der Giftstoffe im
Körper. Außerdem wandelt es Eiweißstoffe in Blutfaserstoffe um,

und das ist gut für die Nerven. Heranwachsenden Kindern stärkt es die Wirbelsäule, Knochen und Muskeln, kann Ekzeme und auch Verdauungsstörungen sowie die Bildung von Krampfadern verhindern. Vor allem aber helfen diejenigen Eigenschaften des Weizenkeimöls, welche die Gerinnung und Oxidierung des Blutes verhindern, Cholesterin-Ablagerungen in den Arterien zu beseitigen und leisten damit einen wichtigen Beitrag zur Bekämpfung von Herzleiden. Bezeichnenderweise liegt der Anteil der Linolsäuren an den mehrfach ungesättigten Fettsäuren des Weizenkeimöls bei 47%, der Anteil der Linolensäure bei 6%: ein guter Freund im Kampf gegen die Lipoproteine mit geringer Dichte (LDL).

Bibliographie

Addison, J. (1985) *The Illustrated Plant Lore*, London: Sidgwick & Jackson

Bach*, Dr. Edward, *Blumen heilen unsere Seele*, Kailash, München 1977

Banard*, Julian, *Blüten für die Seele*, Wessobrunn 1987

Bartram, T. (1984) *Nature's Plan for Your Health*, Poole, Dorset: Blandford Press

Bland, J. ed. (1983) *Medical Applications of Clinical Nutrition*, New Canaan, Connecticut: Keats

De Haas, C. (1986) *Natural Skin Care*, Sydney: Nature & Health Books

Drury, N. (1981) *The Healing Power*, London: Muller

Fulder, S. (1984) *The Handbook of Complementary Medicine*, London: Hodder & Stoughton

Grossinger, R. (1980) *Planet Medicine*, New York: Doubleday Anchor

Janssen, S. (1972) *A Guide to the Practical Use of Incense*, Sydney: Triad

Jünemann*, Monika, *Verzaubernde Düfte*, Windpferd, Durach, 3. Aufl. 1989

Lesser, M. (1980) *Nutrition and Vitamin Therapy*, New York: Grove Press

Loewenfeld C. & Back, P. (1974) *The Complete Book of Herbs and Spices*, Newton Abbot, Devon: David & Charles

Love, R. V. (1986) *Folk Flower Tonics*, Kuraby, Queensland: Love Publications

Lust, J. (1974) *The Herb Book*, New York: Bantam

O'Mullane, J. & Muir, C. (1986) *The Fat Factor*, Wellingborough: Thorsons

Price*, Shirley, *Praktische Aromatherapie*, Urania, CH-Neuhausen 1988

Reid, R. L. (1984) *Healthy Eating in Australia*, Melbourne: Hyland House

Rose, J. (1979) *Herbs and Things*, New York: Grosset & Dunlap

Ryman, D. (1984) *The Aromatherapy Handbook*, London: Century

Scheffer*, Mechthild, *Bach Blütentherapie*, Kailash, München 1986

Tisserand*, Maggie, *Die Geheimnisse wohlriechender Essenzen*, Windpferd, Durach, 6. Aufl. 1989

Tisserand*, Robert B., *Aromatherapie*, Bauer, Freiburg 1980

Valnet*, Dr. Jean, *Aromatherapie*, Heyne, München 1986

Vlamis, G. (1986) *Flowers to the Rescue*, Wellingborough: Thorsons

Weeks*, Nora, *Edward Bach – Entdecker der Blütentherapie*, Hugendubel, München 1987

Walker, C. & Cannon, G. (1984) *The Food Scandal*, London: Century

Yudkin, J. (1985) *Encyclopedia of Nutrition*, New York: Viking

* *Empfehlungen des Verlages*

Index

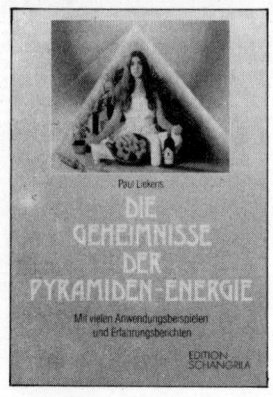

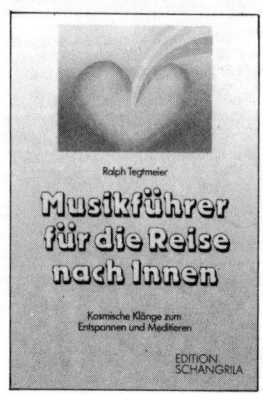

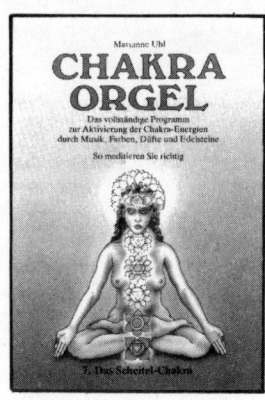

scher Erfahrung zu stillen, die nach dem Erleben zur Gewißheit, zum Wissen wird.

Die von Marianne Uhl vorgestellte Methode ermöglicht auf einfache und doch eindrückliche Weise den Zugang zu den einzelnen Chakren. Durch **Musik** (auf das jeweilige Energiezentrum speziell abgestimmt), **Düfte** (ätherische Öle und spezielle Duftmischungen), **Farben** (die die Imagination unterstützen), **Edelsteine** (die mit ihrer Eigenfrequenz die Schwingungen der einzelnen Chakren unterstützen) und durch die leicht verständliche, auf Kassette gesprochene, Meditationsanleitung von Marianne Uhl. Das beiliegende **Begleitbuch** gibt dem Leser mit einem 7-Stufen-Programm eine detaillierte Anleitung zur Benutzung des Meditations-Programms in die Hand.

Das **vollständige** Meditationsprogramm mit **7 Chakra-Sets** DM 378,-- ISBN 3-89385-5 Die Chakra-Sets sind auch einzeln erhältlich, für DM 54,-

Jedes Set enthält: 1 Musikkassette mit Chakra-Musik und Meditationsanleitung, 1 Duftöl, 1 Edelstein und 1 Begleitbuch

Marianne Uhl
Chakra Orgel (Set)
Das vollständige Programm zur Aktivierung der Chakra-Energien durch Musik, Farben, Düfte und Edelsteine

Vielerlei Spekulationen umranken das alte Wissen um die Existenz und Wirkungen der Energiezentren im menschlichen Körper. Vieles, was geschrieben und veröffentlicht wurde, erschöpft sich in der Beschreibung der Herkunft und in theoretischen Betrachtungen. Doch wie die noch so schöne und bilderreiche Beschreibung einer Mahlzeit uns nicht satt zu machen vermag, so wenig ist die theoretische Abhandlung geeignet, unseren Durst nach prakti-

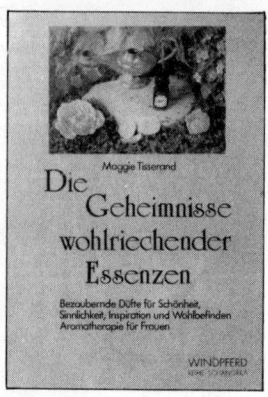

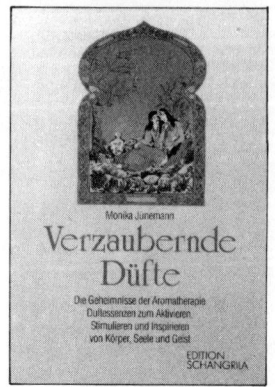

Maggie Tisserand
**Die Geheimnisse wohlrie-
chender Essenzen**
Bezaubernde Düfte für
Schönheit, Sinnlichkeit, In-
spiration und Wohlbefinden

Von allem, was gut riecht,
fühlen wir uns angezogen, es
macht uns offener, zugängli-
cher. Ganze Parfümkonzerne
leben davon, daß die Erotik
zu einem nicht unwesentli-
chen Teil auf der verführeri-
schen Wirkung von Duftstoffen beruht. Maggie Tisserand
hat dieses Buch speziell für
Frauen geschrieben, weiht sie
in die Geheimnisse der Aromatherapie praktisch ein:
vom Rezept bei Kopfschmerz
bis zur aphrodisierenden
Duftmischung fürs Schlaf-
zimmer.

128 Seiten, DM 14,80
ISBN 3-89385-021-X

Monika Jünemann
Verzaubernde Düfte
Die Geheimnisse der Aroma-
therapie. Duftessenzen zum
Aktivieren, Stimulieren und
Inspirieren von Körper, Seele
und Geist

Ein besonderer Bereich der
Aromatherapie ist die
Aroma-"Magie". Auf subtile
Weise wirken die ätherischen
Öle auf unsere Psyche. So
können Düfte Gefühle ent-
fesseln, betören, besänftigen,
bezwingen, befreien. Das
Wissen um den Duft und
seine Wirkung wird dem Le-
ser mit diesem Buch in die
Hand gegeben.

128 Seiten, DM 14,80
ISBN 3-89385-017-1